和信治癌中心醫院‧大腸直腸癌治療團隊 ◎ 合著
和信治癌中心醫院‧大腸直腸外科主治醫師　陳建志 ◎ 總策劃

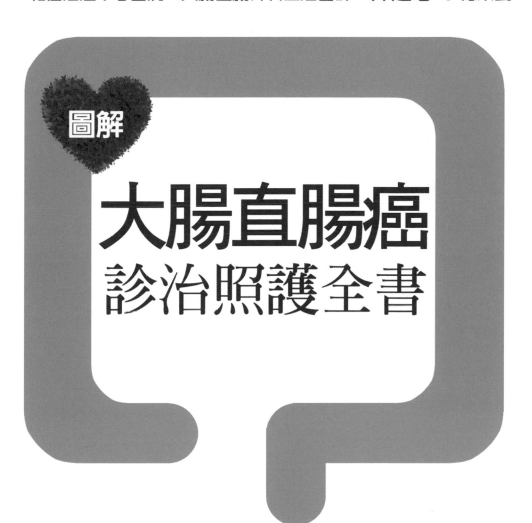

圖解

大腸直腸癌
診治照護全書

PART ① 建立正確知識‧聰明面對治療

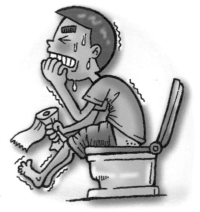

傷口貼上
美容膠

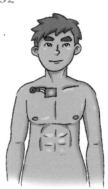

雙筒造口

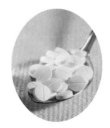

大腸癌高危險族群
可使用阿司匹靈減
少瘜肉發生

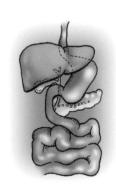
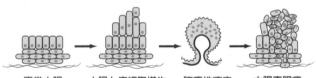
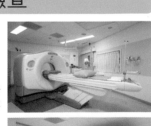
電腦斷層攝影

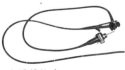
大腸鏡檢查

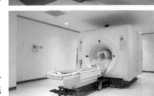
核磁共振攝影

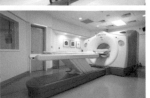
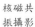
正子掃瞄

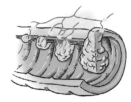

隨著疾病的進展，腫瘤侵犯深度會越來越深。

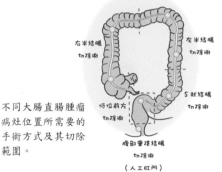

不同大腸直腸腫瘤病灶位置所需要的手術方式及其切除範圍。

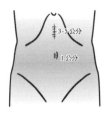

接受放射線治療前，會先在身體部位畫上定位點。

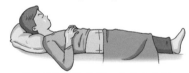

腹腔鏡手術傷口

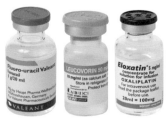

輔助性化學治療常用藥
（參見P129）

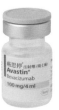

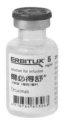

標靶藥物治療
（參見P155）

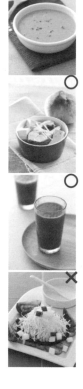

圖解
■
大腸直腸癌診治照護全書

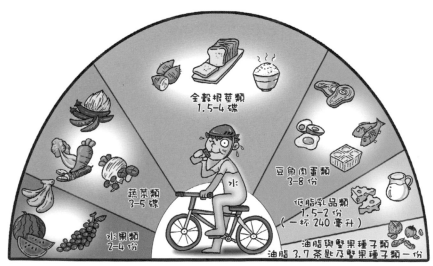

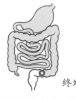

終端造口

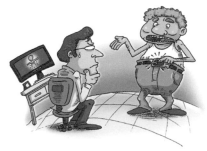

手術前告知醫師自己平常穿著的習慣

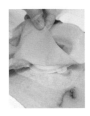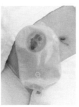

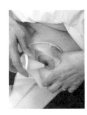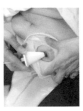

運動時請繫上束腹帶
以固定造口袋

行房前可換上不透明
的造口袋

特別收錄

編按：根據《營養》期刊的研究報告指出，美國有四成以上的癌症病人是死
　　　於營養不良，而非癌症本身！然而，維持良好的營養是癌症治療中很
　　　重要的一部分，因此，我們特別整理有關癌症病人於治療期間可能會
　　　面臨的營養照顧問題，希望能幫助讀者快速因應需求，找到最佳飲食
　　　照護之道。

姓名	現任	學經歷
王宗德	• 和信治癌中心醫院婦科主治醫師	• 國立陽明大學醫學系 • 宜蘭員山榮民醫院婦產科主治醫師 • 台北榮民總醫院婦產部住院醫師／總醫師
朱俊合	• 和信治癌中心醫院大腸直腸外科主治醫師	• 高雄醫學大學醫學系 • 台北市立萬芳醫院一般外科主治醫師 • 台北榮民總醫院外科住院醫師／總醫師／臨床研究員／主治醫師
林忠葦	• 和信治癌中心醫院一般外科主治醫師	• 國立陽明大學醫學系 • 和信治癌中心醫院外科部住院醫師／總醫師 • 台北榮民總醫院外科部住院醫師／總醫師 • 國立陽明大學醫學系外科兼任講師
林湘怡	• 和信治癌中心醫院放射診斷科資深主治醫師	• 台北醫學院醫學系 • 和信治癌中心醫院放射診斷科住院醫師
施志勳	• 和信治癌中心醫院胸腔外科主治醫師 • 台灣胸腔及心臟血管外科醫學會監事 • 教育部部定講師	• 國立陽明大學醫學系 • 私立中國醫藥大學臨床醫學研究所 • 中國醫藥大學附設院胸腔外科主治醫師 • 台北榮民總醫院胸腔外科主治醫師 • 國立陽明大學醫學系外科兼任講師
陳建志	• 和信治癌中心醫院大腸直腸外科主治醫師 • 教育部部定講師	• 國立陽明大學醫學系 • 和信治癌中心醫院外科部住院醫師／總醫師 • 台北榮民總醫院外科部住院醫師／總醫師 • 美國康乃爾大學Weill-Cornell Presbyterian Hospital進修 • 國立陽明大學醫學系外科兼任講師
黃一平	• 和信治癌中心醫院大腸直腸外科主治醫師	• 國立陽明大學醫學系 • 振興醫院大腸直腸外科主治醫師 • 台北榮民總醫院大腸直腸外科住院總醫師 • 國立陽明大學醫學系外科臨床講師

姓名	現任	學經歷
黃玉儀	• 和信治癌中心醫院核子醫學科主治醫師	• 國立陽明大學醫學系 • 和信治癌中心醫院核子醫學科住院醫師
黃國埕	• 和信治癌中心醫院血液與腫瘤內科主治醫師	• 國立陽明大學醫學系 • 和信治癌中心醫院血液與腫瘤內科住院醫師
張芸貞	• 和信治癌中心醫院社區及個案管理室大腸直腸癌個案管理師	• 慈濟護理專科學校 • 台北醫學院附設醫院護理師
張琈雅	• 和信治癌中心醫院社區及個案管理室大腸直腸癌個案管理師	• 國立台北護理學院護理系畢業
詹文華	• 和信治癌中心醫院營養室副組長	• 中興大學食品科學系學士 • 和信治癌中心醫院營養室營養師 • 新光醫院營養課營養師 • 中華醫院營養組營養師
鍾邑林	• 和信治癌中心醫院放射腫瘤科主治醫師	• 國立陽明大學醫學系 • 美國密西根大學遺傳學碩士 • 美國密西根大學分子醫學科博士生及助理研究員 • 台北榮民總醫院外科及癌病中心住院醫師
顧文輝	• 和信治癌中心醫院病理檢驗部主治醫師 • 臺灣病理學會會員 • 臺灣臨床病理檢驗醫學會會員 • 臺灣分子醫學會會員	• 國立臺灣大學醫學系 • 國立台灣大學附設醫院內科部住院醫師 • 和信治癌中心醫院病理檢驗部住院醫師 • 和信治癌中心醫院病理檢驗部主治醫師
盧怜君	• 和信治癌中心醫院專科護理師	• 長庚醫學暨工程學院（長庚大學前身）護理系畢業 • 台北護理健康大學護理研究所碩士生 • 長庚醫院林口院區一般外科病房護理師

黃達夫（和信治癌中心醫院院長）

具備正確的知識，做出明智的抉擇！

在過去四、五十年癌症醫療已有長足的進步，如今，醫師面對癌症病人不再束手無策，病人也不再認為癌症是絕症。現在的病人如果能以正確的態度去面對癌症，多數癌症病人都能恢復健康，過著正常的生活。所以，癌症已經被認為和糖尿病、心血管疾病、氣喘等一樣，是一種可以經過治療而治癒或可與病人和平共存的慢性疾病。然而，要獲得良好的治療效果的先決條件是，具備正確的知識，進而做明智的抉擇，接受正規的癌症治療。

談到明智的抉擇，就不禁要提起不久前發生的世界大事——賈伯斯的去世。在剛出版的《賈伯斯傳》中，作者華特·艾薩克森揭露賈伯斯於 2003 年 10 月在做一次腎和輸尿管的電腦斷層掃描時，意外地發現胰臟有個陰影，醫師建議賈伯斯立刻做一次胰臟檢查。「但他總是故意忽視自己不想面對的問題」，經過醫師不斷地催促，後來，終於做了斷層掃描。很幸運的，切片的結果發現那不是一般的胰臟癌，而是一種罕見的神經內分泌腫瘤，生長速度較慢，也比較容易治癒。如果他在那個時候馬上開刀摘除，治癒率極高。但是，賈伯斯完全拒絕醫師、妻子、好友的多番央求與規勸，就是不願讓他的身體受到手術刀的侵犯，而選擇了另類療法。就這樣拖延了九個月，艾薩克森說：「我覺得史帝夫的意志堅強到相信自己可以用念力讓世界按照他的意志來運作，但這種做法不是每次都行得通，現實是無情的」。果然，九個月後，賈伯斯看到的電腦斷層影像，不但腫瘤變大了，而且可能已經擴散出去了，這時，他才接受手術摘除原發的腫瘤。

不令人意外的，2008 年發現了肝轉移，醫師建議肝臟移植，他還是經過醫師不斷地催促才願意考慮肝臟移植手術。做了決定後，一家人焦急地等了幾個月，終於在 2009 年 3 月 21 日等到一位年青人捐出的器官。雖然換肝手術很成功，但手術中，醫師發現他的腹膜已經有癌細胞。此後，賈伯斯雖然獲得最好、最先進的醫療照護，最終還是被癌症打敗了！

不可否認的，賈伯斯是位奇才，他的想像力與在科技研發方面的專注與不屈不撓，成就了他在科技文明史上不朽的地位。但是，他卻因為在最初發現胰臟腫瘤時，過於相信自己的意志力，而做了不智的抉擇，終於錯失良機而英年早逝，於2011年10月6日辭世，享年56歲。怎不令人痛心扼腕！

　　在國內談到大腸直腸癌時，大概有不少人難免接受到神經外科醫師許達夫經由寫書及部落格等所傳播的另類癌症醫療觀。許醫師常以他自己罹癌的經驗來推銷他自己診所提供的自然療法，而有誤導病人之嫌。我不得不藉著為此書寫序的機會向讀者做個說明。確實如他在書中寫的，許醫師被診斷罹患直腸癌後，在和信醫院接受了「術前的化學及放射線同步治療」。根據本院的治療計畫，他在完成化學合併放射線治療後，須接受腫瘤切除手術。就如陳建志醫師在直腸癌術前合併放射及化學療法一節的說明，有些病人在接受術前的化學合併放射線治療後，效果很好，在影像檢查時，已經不見腫瘤的蹤影。並且，根據本院的經驗，約有12％的病人術後的病理檢體也找不到癌細胞。但是，以目前的醫學科技並無法偵測到可能已經經由血行而流竄到遠端的微少癌細胞。更何況，大多數病人的手術檢體仍然可看到殘餘的癌細胞。所以為保險起見，目前國際癌醫界的共識，仍然建議所有第三期的直腸癌病人在接受化學合併放射線治療後，都要接受手術及後續的輔助性化學治療，來爭取最高的治癒機會。許醫師在做完化學與放射線治療後，因腸鏡檢查時的小區切片沒有看到癌細胞，而原先的症狀也已完全消失，就選擇不接受後續的手術及化學治療。這是他個人的選擇，我們給予尊重。我們只能說他打賭成功，他的運氣很好。別的病人則不一定有他的運氣。所以他今天去建議其他的病人採用缺乏實證醫學支持的另類療法，是極不負責任的行為。

　　我希望國內的大腸、直腸癌病人看過此書後，多少能對當今國際公認的癌症醫療有正確的認識，進而能引導他們為自己做明智的抉擇，才不會造成自己與家人的遺憾。

推薦者簡介──黃達夫院長

- 現任和信治癌中心醫院院長、美國杜克大學醫學中心內科教授、台灣醫學院評鑑委員會主任委員。
- 歷年來發表有關癌症、血液學、免疫學及分子生物學等各方面之論文及研究報告等共計百餘篇。

林楨國（台北榮民總醫院大腸直腸外科主任＆國立陽明大學外科教授）

為您・我・他解惑，
也為醫護人員加油！

　　1979 年我在台北榮民總醫院當第一年外科住院醫師，當時台灣大腸癌的發生率為每年每十萬人 10 例。2008 年全台灣惡性腫瘤有 79,818 例，其中大腸癌就占了 11,004 例，國人最畏懼的肝癌 10,565 例，肺癌 9,516 例，大腸癌是發生人數最多的癌症。

　　大腸癌顯然已成為國人非常關心的議題。大腸癌與別種癌症不同的地方在於如能早期發現、早期治療，其治療率可高達百分之八十甚至九十以上，即使是中期癌（即第二、三期癌）經妥善治療後其治癌率也可達百分之五十至七十。而對晚期癌，尤其肝、肺轉移癌之治療目前也有很大的進展，是「治療效益」甚高的癌症。

　　目前對大腸癌的成因、相關遺傳、診斷、治療等均有很大的進展。資訊取得也相當的方便。病人、家屬、一般民眾在網路上可輕易的取得有關大腸癌的知識。唯醫療畢竟是專業的課題，許多關鍵或更細節的問題從網路上仍無法作有系統及深入的介紹。何況每位病人其病情嚴重程度、要作多少檢查、要作怎樣的治療仍有差異。醫師及相關人員對每一個別病人的病情說明仍非常重要。

　　個人執業醫療三十四年，自信對腸癌病人能提供時下最好的醫療服務。於病人對病情的疑慮也盡量的予以說明。但病人好像永遠覺得說明得不夠詳細、不夠完整。而自己有時也難免會有「不勝其煩」的感覺。尤其對於同樣的問題，由於病人焦慮或眾多家屬不同時間提問，隨時要求作病情說明。同樣的事情一再重複解說，在繁重的工作負擔下常覺得「力不從心」。很早就有撰寫一本有關大腸癌診治照護書籍的念頭，希望能提供病人、家屬、甚或一

般民眾大腸癌一切有關的知識，讓病人、家屬閱讀後再說明或討論病情。如此才能事半功倍。然皆因工作繁忙，一日蹉跎過一日，終究沒有實現。

和信醫院是治療癌症的專科醫院，其大腸直腸癌治療團隊從創院至今兢兢業業，提供病人最好品質的醫療照顧。以個人的瞭解，該院對於每位個別病例均會作詳細的治療前檢查；而治療團隊會事先討論，擬定完整治療計畫後再給病人作有系統且完整的治療。其優良的品質、成果在醫界有目共睹。

本書集合該院「大腸直腸癌症治療團隊」所有成員的經驗、智慧，以一般人易懂的文字對有關大腸癌的一切知識作有系統且深入淺出的介紹。內容包括消化道解剖、功能、生理，各種大腸疾病、癌症，大腸癌的成因、症狀，腸癌病人需作的各種檢查包括檢查的意義、詳細步驟、如何判讀、可能的副作用，各種治療方式如手術種類、放射、化學藥物、標靶藥物等之適應症、效果、副作用，轉移癌之治療，癌症病人的飲食指導，家人如何支持，腸造口的適應症、種類、如何照顧，以及末期病人的緩和醫療。堪稱歷來同類書籍中最完整者。對病人、家屬及一般民眾提供了非常有價值的知識。

個人深切的建議不但腸癌病人及家屬需閱讀本書，所有要照顧腸癌甚或一般癌症病人的醫護人員、學習中的醫學生均有必要好好的研讀這本書。許多知識、檢查、治療對醫護人員是例行公事、習以為常，但對於病人卻是切身感受，不可預測；醫護人員需有「同理心」──「最好的醫師是自己生過病，感受過生病的痛苦，尤其是經歷過重病的醫師」。我們當然不願期待所有醫護人員均經歷過病痛，但站在病人及家屬的立場思考病情是所有醫護人員應具有的修為。

期待本書能多為病人及家屬解惑，對醫護人員執行業務之態度有所感召。

推薦者簡介──林楨國醫師

- 現任台北榮民總醫院外科部大腸直腸外科主任、國立陽明大學醫學系外科教授。
- 醫學專長：大腸直腸肛門疾病診斷治療、大腸直腸癌研究、直腸肛門生理研究。

梁金銅（臺大醫院大腸直腸外科主任＆臺大醫學院外科教授）

祝福大腸直腸癌病人都能「腸」治久安！

福禍相倚，隨著台灣經濟的起飛，生活的優渥，大腸直腸癌的發生率也悄悄地向上攀升。目前台灣大腸直腸癌的發生率約每十萬人口 40 人，是盛行率最高的癌症，每年罹患人口超過 10,000 人，相較於二十年前，約提高一倍以上。因此，大腸直腸癌已經是國民健康的重要課題。

和信治癌中心醫院大腸直腸癌治療團隊，在百忙之中編寫此書。仔細閱讀，覺得本書內容鉅細靡遺。舉凡大腸直腸癌的預防、篩檢、發生原因、危險因子、檢查診斷方法、病理分期、治療規劃、人工肛門造設的時機及方法、輔助性化學治療及放射線治療、乃至手術後的膳食及日常生活起居應注意的事項，均有條不紊，且以口語化的方式呈現出來。

相信本書的出版必能提供給手足無措大腸直腸癌病人相當大的幫助，而對醫護人員在專業照料上也能提供一些有價值的治療指南。因此，在此我很樂意的推薦本書，也恭喜本書的出版。

世界上唯一不變的真理就是變的本身，大腸直腸癌的治療相較於十年前，不論在術前診斷工具、化學治療藥劑、放射線治療、乃至腫瘤細胞生物特性的了解，均進步甚多。目前癌症的治療朝向多科團隊的個人化醫療，其理念就是根據病人的體質及腫瘤特性與期別，在多科醫師的團隊合作下，為病人量身訂做，規畫一套最益於病人的高品質診療。

在本書中，也對此「以病人為中心」的治療理念做充分闡述，相信不論病人本身或家屬，必定能從本書中汲取寶貴的大腸直腸癌知識，以利最佳治療方式的選擇，及平日的居家保健。

再次向和信治癌中心醫院大腸直腸癌治療團隊為本書的編寫所付出的辛勞致敬，並祝福所有大腸直腸癌病人能夠治療成功，「腸」治久安。

推薦者簡介——梁金銅醫師

- 現任臺大醫院外科部副主任暨大腸直腸外科主任＆臺大醫學院外科教授。
- 醫學專長：大腸直腸肛門外科、大腸直腸癌的臨床診療與微創手術。

推薦序4

王正旭（基隆長庚醫院癌症中心主任＆癌症希望基金會董事長）

大腸癌存活者的幸運指數

我的母親是個大腸癌患者，診斷時肝臟已有轉移病灶，癌胚抗原（CEA）值超過 1,000 單位，經過治療，過了十年，她生活的很好，目前無癌一身輕。我常常笑說，母親和我的運氣都很好，所以她才有機會成為大腸癌存活者。但是回顧過程，她擁有的幸運指數，除了運氣以外，還包括很多的努力。

初診斷時，父親很擔心詳盡病情告知會引起不良效應。但是，我了解她和天下絕大部分的母親一樣，即使有短暫的驚慌，通常會很有智慧地做醫療決策，若是刻意隱瞞病情，反而會影響治療的選擇。所以，我的母親在開刀前，就有充分的心理準備，她將進行一場大手術，有擔心，有害怕，但沒有猶豫。這是她的第一個幸運指數。

手術後，她忍痛努力下床活動，讓復原過程順利，體力好轉後，積極進行既定的化學藥物療程。她感受疲憊，她承受難過，她接受困難。她用正向思考模式克服恐懼和焦慮。在一年的治療期間，她努力維持好的飲食方式，不刻意素食或有機食療，她努力做和緩運動，保持適當體力，並且把家務整理的井井有條。

這是她的第二個幸運指數。

這幾年，她和父親一同參加社區銀髮族活動，唱歌／旅遊等，她繼續畫圖，她繼續耕種田園。當身體偶有不適時，她曾擔心是否癌病再發，但最後證實只是一場虛驚。她努力讓自己活在自在的氛圍裡，享受夕陽餘暉。這是她的好多個幸運指數。

我相信，每一個大腸癌患者都有他／她的幸運指數，除了運氣外，更需要努力。祝福讀者們從閱讀本書中，得到最高的幸運指數。

如果您湊巧是新診斷大腸直腸癌患者，或者是家屬，或者您的家人曾經罹患大腸直腸癌，您很想多了解目前腫瘤醫學界對大腸直腸癌在診療防治的全方位觀點，建議大家來閱讀這本由和信醫院大腸直腸癌治療團隊用心撰寫的新書。

請大家注意的是，這種湊巧已經愈來愈不只是湊巧，根據衛生署國民健康局的癌症年報，2008 年台灣地區將近 80,000 名新診斷癌症個案中，有11,000 人是大腸直腸癌，而且逐年增加中，這表示未來大家的身旁會有愈來愈多的親朋好友可能得到大腸直腸癌。因此，如何幫助這些病人接受正確而且完整的診療，來獲得最好的成果，非常的重要。我認為，最首要的是建立癌症病人基本的知識和取得完整的資訊，掌握先機，然後果敢地和診療團隊並肩抗癌，自然就能得到預期的效果。而這本《圖解大腸直腸癌診治照護全書》正好可以滿足病人和家屬全面的需求。

本書的特色包括：從病人的角度來提問，提升病人就醫的能力，強化和診療團隊的溝通，讓病人的醫療權更有保障。其次，作者群都具有扎實的專業能力和豐富的臨床實務經驗，讓讀者能清楚了解，診療團隊各成員所擔負的任務，當有個別問題時，可以找到最適當的專家來解決困境。最後，本書提供了完整的營養飲食指導，解決癌症病人和家屬日常生活中最大的困擾，相信讀者可以從中得到很多的幫助。

本書總策劃——和信治癌中心醫院陳建志醫師，希望引領所有大腸直腸癌病人能面對癌症，重回人生的軌道，所以他邀請所有院內大腸直腸癌症治療團隊，一起貢獻心力，完成本書，相信他要幫助病人建立正確知識，聰明面對治療的心願，隨著本書的付梓，已經大功告成。

最後，我要引用國民健康局的癌症篩檢成果報告，呼籲台灣民眾踴躍參加政府提供「免費的癌症篩檢計畫」，以保障自己的健康。根據 2010 年癌症篩檢成果發現，透過篩檢診斷的大腸直腸癌病人第 0 期和 1 期比率為 42%，而一般就醫的大腸直腸癌病人第 0 期和 1 期比率為 21%，差了一倍之多，

當然治療成果也完全改觀。所以，聰明的讀者，請透過閱讀本書，來幫助自己，幫助家人，更幫助社會。

推薦者簡介──王正旭醫師

- 現任財團法人癌症希望基金董事長、基隆長庚醫院癌症中心主任。
- 母親於2001年健檢時發現罹患第四期大腸癌，且癌細胞已轉移到肝臟，在化學治療期間相當不舒服，靠著繪畫轉移注意力，撐過去了，如今預後良好。至親罹病啟發，讓他在治療癌症病人時更能將心比心。

陳建志（和信治癌中心醫院大腸直腸外科主治醫師）

面對癌症‧重回人生軌道

———

台灣地區罹患大腸直腸癌的新病人數，從 1996 年時每年 5,200 個新個案數，到 2009 年時，新個案人數已經突破 12,500 人。大腸直腸癌在男性女性別都是發生率第二高的癌症，不分性別統計時則是發生率最高的癌症種類。當第一期的大腸直腸癌接受完整治療後，五年的存活率可以高達八成以上，早期發現時治療效果非常好。

不過，目前在台灣地區，大腸直腸癌被初次診斷時，有約四分之一的新個案屬於第四期，即便台灣地區對於大腸直腸癌症的治療水平，與醫療先進的歐美國家，或是鄰近的日本地區相去不遠，但是當疾病發現太晚時，就算投入許多醫療資源，五年存活率也只有約 12％。這也是國民健康局近兩年來，針對 50 至 69 歲的國民推行糞便潛血篩檢的原因，目的是希望在病人還沒有出現相關症狀之前，能早期發現疾病，儘快接受治療。

每當在門診面對初次被告知罹患大腸直腸癌病人時，都會希望自己可以給病人更多時間讓病人好好了解自己的疾病、清楚治療的方式、同時減輕他對這個疾病的驚慌失措。但是要在短短幾十分鐘的門診時間內，讓病人理解一個複雜的癌症並不容易，最讓我覺得自己需要改進的地方是，當我詢問病人是否有問題需要我回答時，我最常得到的答案是：「醫師，我不知道該問些什麼？」

2009 年我前往美國紐約的 Weil-Cornell Presbyterian Hospital 進修時，一位被診斷大腸癌第四期的病人和主治醫師的對話，讓我印象深刻，在約半小時的門診時間裡，這位病人從疾病的診斷、治療、到他可能會面臨的不適，無一不仔細詢問，讓我記憶最深刻的是他的最後一個問題──醫師何時會建議他停止所有治療？我深受震撼的是這位病人的理性和鎮定，我想除了個性使然以外，事前充分的獲取相關資訊，應該也是他能正面去迎戰疾病的最大後盾。

生死學大師庫伯勒—羅斯（Kubler-Ross）說過，悲痛有幾個階段：否認、憤怒、磋商（討價還價）、沮喪、以及接受。每個階段需要的時間長短，除了因人而異之外，周遭客觀環境所提供的支持也扮演很重要的角色。以和信醫院來說，當病人在門診第一次因大腸直腸癌的診斷而就診時，便會有一位專屬的個案管理師與病人和家屬接觸，提供後續治療的安排與心理方面的支持，同時也讓病人在離開醫院之後，可以有一個方便的溝通管道，目的是讓病人遇到問題時可以隨時求助，也讓醫師方便與病人聯絡，不受限於門診的時間。

幾年的運作下來，我漸漸發現病人和家屬從個案管理師那裏所得到的支持，並不亞於跟醫師之間的溝通所得，我甚至發現，很多病人不知該如何跟醫師討論的問題，反而可以從個案管理師那邊得到安心的解答。這讓我理解到，一位所謂稱職的醫療提供者（醫師、護理師、或其他醫療人員），除了專業的素養和技能外，如何能把自己所知道的完整傳達給病人理解，同時扮演一位會讓病人覺得安心的專業人員，所依賴的絕對不是專業的權威，反而應該是要把那些艱深拗口的專業術語，轉變成病人可以理解的話語，保持良好而暢通的病醫溝通，會讓病人覺得我們是陪著他走過這段艱辛的過程，而不是指出方向後就讓他自己踏上這條路。

所以，當原水文化主動和我們表達希望合作出版《圖解大腸直腸癌診治照護全書》時，我的腦海裡浮現各式各樣的想法，我提醒自己要放下身為醫師的角色，從身為一個驚慌的病人角度去想，我希望知道什麼？哪裡讓我最擔心？我該怎麼和我的醫師溝通？甚至是我該怎麼繼續過接下來的人生？基於這樣的目標，我們希望本書的每位作者用的都是病人聽得懂的說法和名詞，讓讀者可以理解這個意外闖進人生裡的冒失鬼——「大腸直腸癌症」！除了面對這個事實之外，也知道醫師將如何幫助自己戰勝疾病，重新回到人生原本的軌道上。

對於癌症的治療，我們始終相信團隊合作才是最好的方法，從個別專業的角度來看同一件事時，不同想法的激盪能得到更好的結論。書中各章節都是由專科的醫師撰寫，非常感激每位作者在工作忙碌之餘，犧牲自己的時間完成稿件。此外，這本書在完成的過程中，承蒙黃達夫院長細心給予許多修

正，同時也感激許多醫界的前輩不吝提供意見，甚至在忙碌之餘，提筆替這本書寫下推薦序，讓我們至感榮幸。

本書的內容，除了對疾病的基本介紹之外，有許多章節是以「問答」的模式呈現，我們收集臨床上與病人的互動中，病人詢問頻率較高的問題，或是我們相信這是病人想知道的問題，但卻不知該如何詢問。其中一個章節是帶領讀者，如何在不同的情形下與您的主治醫師溝通，這是一個大膽的嘗試，我們希望可以對讀者有實際的協助。

希望有朝一日，我們可以戰勝大腸直腸癌這個疾病，但在那之前，至少希望每個不幸罹病的病人可以勇敢的面對它，在與癌症對抗的這條漫漫長路上，與家人相伴，與醫師合作，正面且積極的生活態度，會是贏得這場戰爭的不二法門。

別輕忽它！
當一位聰明的病人！

　　根據衛生署 2010 年統計，大（結）腸直腸癌罹癌人數已追過肝癌，居所有癌症首位，為我國國人癌症發生率的第一位及死亡率第三位，大腸直腸癌容易發生於 40 歲以上之中高年齡者，然而近年來年輕病例有逐漸增加的趨勢，男性與女性發生比率相等。大腸直腸癌主要發生部位以直腸、乙狀結腸及降結腸最多，臨床表現是糞便帶血、大便習慣改變（腹瀉、便秘）、排便頻率改變、持續多天的不規律糞便量、不明原因的體重下降等等。

　　大腸直腸癌發生率雖高，值得慶幸的是，早期發現疾病並接受治療，治癒率和五年存活率都超過八成。因此，我們希望藉由以下案例故事告訴讀者，如何當一位聰明的病人，早期發現、早期治療，並找對醫院、選對醫師，以獲得最佳的治療效果。

劉奮祥（化名）・三年級生・大腸癌第二期

　　「2009 年 4 月 3 日，例行性的上大號，糞便竟出現黑木炭的顏色，緊接著還流下鮮血，一開始我以為是痔瘡，並不以為意，但沒想到這樣的情況持續兩天，總共解了 4 次血便！」

病友小檔案

出生年份：	1942年
診斷結果：	大腸癌・第二期
發現罹癌：	2009年
治療方法：	外科手術治療、化學治療
目前狀況：	目前疾病狀況穩定，無復發跡象；每三個月定期門診追蹤

劉奮祥只得趕緊打電話問問在美國當醫師的兒子,電話彼端竟傳來焦慮的聲音——「爸爸,不明原因的內部出血是非常危險的,你得盡快住院做詳細檢查。」

4月5日下午,劉奮祥住進醫院進行檢查,醫師從大腸鏡內視鏡看到升結腸部位有潰瘍,隨即採取部分組織進行化驗;9日上午,醫師當場宣布切片結果為「惡性腫瘤」,必須立刻安排手術切除。

劉奮祥完全無法理解為何會發生這種事——

「我是位非常注重養生的人,對於自己的身體向來小心呵護,飲食上除了愛好甜食,平時完全不碰燒烤食物、紅肉偶爾才吃,或許沒有做到一日五蔬果,但排便一切正常,不便秘、不腹瀉,母親雖然是罹患肺癌過世,但家族中完全沒有大腸直腸癌病史,更何況三年前才作過大腸鏡檢查,也才將瘜肉切除……」

一連串的問號不停的在他腦中徘徊。

這時,劉太太輕拉著他的手擔心地說:「你還好嗎?……」

劉太太不安的語氣,令他慢慢地回神。

不久,他主動告訴醫師要求暫緩開刀,他必須調適心情與家屬會商開刀事宜。

劉奮祥說他會如此回答,這都要歸功於每天十分鐘的《大愛醫生館》——

「它讓我知道在診斷出來後,應該要多看、多聽、多問,主動積極尋求第二意見,而不是被動的讓醫師決定所有的治療方向。」

隨即他打電話給兒子商量對策,而兒子這樣說:「爸,你必須想辦法立刻出院,這樣我們才有機會找好的醫院及好的醫師,再來你必須請醫師安排作正子斷層掃描(PET / CT)以確認癌細胞是否轉移。」

緊接著,劉奮祥的兒子從美國打電話給主治醫師,和醫師商討出院及安排正子斷層掃描檢查等相關事宜,所幸一切如預期,劉奮祥順利出院,且正子斷層掃描結果顯示並無遠端轉移的現象。

找對醫院‧選對醫師

　　每個人都應該依據自己的情況選擇合適的醫療方式，畢竟，癌症會因不同期別，不同病人，治療方法也會有所差異，一家醫院如有愈多元的治療方式，愈能提供病人完整的治療方案。

　　在劉家家族中職業比最多的就是醫師，他們分別在各大醫院就職；經過多方的探聽，他得知 A 醫學中心的 **L 主任**是大腸直腸癌的權威，而 B 醫學中心的 **Y 醫師**雖然不是主任，但醫德、醫術備受肯定。

　　然而，**L 主任**擁有精湛的醫術，但一天看診近百人，劉奮祥的外甥雖然也在那裡擔任主治醫師，但他認為自己得與眾多病人共用一位醫師，想必被分配到的時間也不會太長，且離家距離也遠了些，經過幾番考慮與評估，他只得主動棄權。

　　以往，我們總認為要有好的醫療，最好要有「關係」，有了這份關係醫療品質方能獲得安穩保障！但由於，劉奮祥的弟媳曾於 15 年前罹患乳癌在和信醫院治療，如今，復原狀況一切良好，即便在和信醫院沒有任何關係，他仍將和信醫院與 B 醫學中心的 **Y 醫師**列為考量名單內。

　　劉先生為了讓劉爸爸（劉奮祥）在治癌過程中擁有較完善的醫療品質，他隨即從美國返台，尋找合適的「醫療團隊」……。

　　首先，他陪著劉爸爸到 B 醫學中心 **Y 醫師**的直腸外科門診，隔天再到和信醫院看 **C 醫師**的門診，分別與兩位醫師詳談，最後，他幫劉爸爸選擇和信醫院。

　　他表示，抗癌的療程是辛苦且漫長的，癌症治療必須仰賴團隊合作且分工，每個醫療團隊是由一群各有專精的醫師及專家組成，如：專精手術的外科醫師，擅長化學治療的腫瘤內科醫師，個案管理師即時提供的專業諮詢等等，癌症病人更需要完全以病人為中心的團隊，提供各階段的照護，如此，病人在接受治療過程中方能較為舒適。

　　就這樣，4 月 28 日，劉奮祥住進了和信醫院，展開一連串的抗癌重生之路。29 日上午，手術順利切除約 20 公分結腸，同時切除局部淋巴組織，**C 醫師**立即將組織拿去病理化驗發現淋巴有癌細胞的存在，為了要消滅這些可能還存在的癌細胞，手術治療後，**C 醫師**將他轉交給腫瘤內科 **S 醫師**，作「輔助性化療」，共計 12 次的療程。

許多癌症病人都認為掉髮、噁心、嘔吐、口腔黏膜潰瘍等副作用，是接受化療過程必經之路，但事實上在臨床上，有不少病人在做化療時，並沒有出現太明顯的副作用。

劉奮祥觀察自己，歷經半年的化療，他除了每次化療後的前三天會有食慾不振的現象外，身體並沒有出現太多不良反應。當食慾不振時，他會利用「氣功」調養身體，為了避免營養不足所造成的白血球、血紅素降低，進而影響下次的化療；他老婆則會到 Costco 買菲力牛排，每天一塊，讓他補充優質的蛋白質，烹調方式非常簡單，大火快煎起鍋後灑上些許海鹽即可。此外，他也聽取醫師建議治療期間避開生的或半生熟的食物，以避免黴菌與細菌的感染。

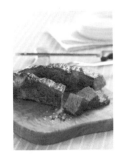

其實它沒有想像中的恐怖

以往，我們總把「變動」看成損失和受苦。我們倔強毫不懷疑地假設，「恆常」可以提供安全，「無常」則相反。但事實上，「無常」就像我們生命裡認識的一些人，起先難相處，相處久了，卻發現他們比我們想像來得友善，並不恐怖。

在抗癌過程中，劉奮祥似乎也慢慢地接受罹患癌症的事實，但有時候不免浮現另一個聲音——

「為什麼會是我？即使每年定期做健康檢查，卻也無力挽回……」

這時他又會想起兒子所說的：「我們生活周遭中又有許多致癌因子，舉凡二手菸、蔬果攝取不足、空氣污染等等；更何況身體的結構太複雜，基因都有突變的可能。」

因此，當事件發生時就要面對它，好比經營一家公司，當部門提出問題，身為經營者就要尋找好的解決方案，而探求為什麼的背後，反而不是那麼重要與急迫性。

或許就因不再如此刻意的追問「為什麼」之下，劉奮祥更適應生病之後的新生命，比起過去，如今的他更懂得享受生活，保持愉快的心情去迎接每個早晨，維持規律的生活，正確的飲食觀（均衡、高纖、低脂飲食），排便的狀況

比起罹癌前更正常，每天固定健走一萬步……因為他知道當身體有壓力時，細胞就會生病，唯有善待細胞，身體才會越來越好。

2011 年 7 月，劉奮祥與他的女兒，去趟「青島」看看名人的故居，到素有東北之窗的「大連」，看看美麗的海濱城市，享受八天七夜之旅，罹病之後的人生依然美好。

大腸鏡檢查的時效性（文／陳建志醫師）

大腸直腸癌的發生絕大多數是由瘜肉變成，癌變時間約 5 年。根據臨床研究，接受大腸鏡檢查時將大腸瘜肉切除，可以有效降低大腸癌發生的機率。

一般而言，接受大腸鏡檢查時，將大腸瘜肉切除後，會建議隔年再做一次大腸鏡檢查，確定沒有瘜肉後，可以隔五年再做大腸鏡檢查。理由是瘜肉往往是多發性的，只做一次檢查可能有所遺漏。連續做兩次比較有保障。

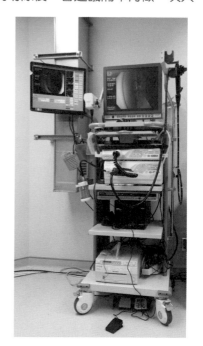

劉先生的情況有一個可能是，三年前除了被切除的瘜肉以外，仍有被遺漏的瘜肉，經過三年的成長而成癌症。另一個可能就是比較罕見的情況，有個理論是說，有種大腸腺癌並不是依照一般所知的瘜肉變化成癌症的演變過程，而是在一開始就是惡性腫瘤，並沒有經過瘜肉這階段。目前科學上對這種病例占大腸癌病人的比例多少並不清楚，甚至連成因都不完全明瞭。

根據流行病學的研究，對沒有家族史及危險因子的人，建議五年做一次大腸鏡檢查。當然統計數字與個案無法相提並論，沒有任何檢查能百分之百掛保證，但也不應為了少數個案而過度反應。

個案故事 2

楊雅馨（本書責任編輯）

理性面對・勇敢接受

大腸直腸癌的病人最擔心的就是「肛門」不保。一旦聽到得切除肛門時，除了驚慌、排斥、抗拒，進而對癌症醫療產生質疑，甚至會出現落跑等種種行為。以往，我們總認為裝了人工肛門（即腸造口）身體會有異味、只能穿著寬鬆衣服、終身帶著「排便（造口）袋」過日子⋯⋯但事實上並不如此，只要每天自行灌腸（就好比養成固定排便習慣一樣），即能解決上述等問題。

許多癌症病人在心態上仍擺脫不了「我是病人」的陰影，但事實上卻有比預期還更早更多的病友恢復正常作息，展開新生活，即便身體變得不完美（更何況又有誰擁有完美的比例），我們仍要堅強，不能讓生命能量輕易流失，我們希望藉由以下案例故事，協助病友理性面對，勇敢接受。

沈慧君（化名），五年級生，直腸癌第三期

病友小檔案

出生年份：1965年
診斷結果：直腸癌・第三期
發現罹癌：2003年
治療方法：手術前合併放射線及化療＋外科手
　　　　　　術治療＋術後輔助性化學治療
目前狀況：目前疾病狀況穩定，無復發跡象；
　　　　　　每六個月定期門診追蹤

「從來不覺得我與癌症會有任何的關連，更何況是直腸癌！不覺得？是因為我不菸、不酒，除了工作時數長了些，壓力大一點，這和一般人沒什麼兩樣。」

2003 年 6 月，在一次聚餐過後，一個急性腹痛令她直跑廁所，腹瀉的同時竟出現血塊，就醫後證實是「直腸癌第三期」，沈慧君當時完全不能相信醫師的診斷，經過朋友牽引下積極的尋求「第二意見」，還是證實了第一位醫師的說法。

緊接著一連串檢查、做完手術前化療與放療，她以為她的腫瘤可以縮小，減少做人工肛門的機會。然而，治療後腫瘤雖沒惡化，卻也沒有縮小……。由於腫瘤位置實在太接近肛門，不到 5 公分的距離，手術時非得連帶切除肛門並做永久人工肛門。沈慧君內心的恐懼與不安，如海嘯般襲擊她的理智，她不知道接下來會怎麼樣，「那麼逃跑吧」她的心裡浮現這樣的聲音！

「我的主治醫師很瞭解病人的想法，與其說給我一個月時間調養身體，還不如說他給我這段時間去理性評估、思考。」

他說：「以我手邊的病例為例，若接受完整的治療，15 年的存活率（15 年依然存活的機會）有將近六、七成，但是中途逃跑的或改用其他療法，存活超過 15 年以上，目前我還沒看過。」

15 年，多麼美好的數字。沈慧君忽然大悟，畢竟可以看到孩子長大，對一位母親來講，是一件多麼重要的事。於是，她選擇了接受人工肛門，雖然她依然害怕，但她跨出了第一步——「面對它」。

我會和正常人一樣

大多數的人面對「開刀」，內心一定是慌亂、疑惑……。從進入手術室到手術是否能順利結束，更何況術後身上還會多出不明物體——「人工肛門」，也就是所謂的「腸造口」。

手術當天，沈慧君對著護理人員的安慰，生氣的說：

「我怎麼可能不緊張、我都還不知道什麼是人工肛門……」

護理人員溫和地回答：「……沒關係，您只要跟您的人工肛門好好相處，您只要專心做這件事情，剩下的事就交給我們。」

沈慧君反問她說：「真的只要做這件事就好？」

她很肯定地說：「對，只要做這件事就好了。」

就這樣她解除沈慧君當時極度緊繃的壓力。

在和人工肛門相處的過程中，沈慧君不停的自問：

「我要怎麼和人工肛門和平共存，我該如何跟它成為好朋友，接受它？……」

住院期間她恰巧看到一則新聞——一位中年婦女罹患直腸癌，老公、女兒相繼過世，她告訴記者，由於人工肛門的關係，她只能穿著寬鬆的衣物，貼著造口袋，無法外出工作，每天過著愁雲慘霧的生活，靜靜的等待社會局幫忙！

因此，她告訴自己：「我絕對不要像那位婦女一樣，我不可能每天只待在家裡，我要走出去，我要成為正常人。」

她坦言，人工肛門最大的問題就是心理障礙這部分，如何跨出鴻溝是需要有明確目標——「要和正常人一樣」是她的希望，當她瞭解到自己有能力以正面的方式面對，她的生命就將從此改變。

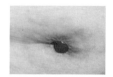

她述說第一次將溫水注入人工肛門時，不知道為什麼就是無法將水順利灌進，還出現頭暈、不舒服；人的身體很好玩，您一緊張，肌肉就會跟著緊繃，其實人工肛門也不是什麼怪物，只不過將腸子的終點連接到肚皮上面如此而已，她試著轉換心情將水重新灌入，竟順利進入腸內。

沈慧君說：

「剛開始，我與人工肛門彼此間都不太熟悉，明明上一刻才灌腸，怎麼下一刻，糞便就流出來，也因此出了很多糗，從個案管理師那裡我瞭解到會這樣是因為灌得不夠乾淨，於是慢慢的增加水量，糞便流出來的情況也逐漸減少，如今，糞便再也不會突然溢出。」

她聽取醫生的建議，沒有刻意的採取其他的飲食方式，她還會用心觀察每天吃的食物，不熟悉的，一開始只吃一點點，觀察半小時，確定沒問題，下次再多吃一點，現在她除了乳製品、發酵的食物不太能吃外，其餘的食物都沒有太大的問題，甚至還可以吃點辣，因擔心產氣的問題，平時也會避免吃太多豆類食品。

至於，很多病人都會擔心人工肛門會有異味飄出，沈慧君表示，只要每天做好灌腸，根本不用擔心糞便溢出的問題，至於臭味的問題，可分成兩件事來談：

一、就是**排氣（放屁）**，最好的方法就是主動「告白」——

　　「不好意思，那氣味是我製造的，真的很抱歉。」

二、就是**腸黏液**，基本上它是不太會有味道的，若真的很介意，可以選擇一瓶自己喜歡的香水對著空氣噴，再利用紗布抓取空氣中的香味，再將有香味紗布貼在造口上，亦或利用茶包，將茶包放在紗布內，如此就會降低異味飄出。

　　因安裝人工肛門，所以排泄方法和以往不同，對病人來說，行動上似乎會有所限制，沈慧君坦言：「一開始我也有這樣的想法，但我知道我不可能天天不出門，那麼就從離家近的範圍開始，去超市買買東西、回娘家看看媽媽、去妹妹家串串門子，萬一突然發生狀況，我還可以趕緊回家處理，就這樣持續半年之久，慢慢的再將活動範圍慢慢擴大，5年後我去趟越南，旅行期間會主動告訴隊友我的情況，讓彼此有默契可以互相照應，因為這趟旅行，我還結交一位好朋友。」

　　此外，安裝人工肛門還是可以享受性生活，但由於放射線治療的關係，讓她提早進入更年期，因此在親密關係的過程中，不是那麼的舒服，也不能做太劇烈的動作，所幸這些都可以藉由雙方溝通，重新訂做一套屬於夫妻雙方的閨房情趣。

從內心尋找穩定的力量

　　初聽罹患直腸癌，驚慌失措是正常的，也曾經有過短暫的念頭想尋找非正統療法，沈慧君說：

　　「公公是肝癌過世，家族中也曾嘗試過偏方，但仍無法挽回他的生命。」

　　或許就因為這樣的特殊經歷，老公非常支持、鼓勵我接受正統醫療，倒是我一些親朋好友，提供許多非理性方法，也因為這樣引發無數次的爭吵，雖然那是他們表達關懷的方式，卻讓彼此的心更疏離，也更增加我的不安。

沈慧君以過來人的經驗建議，先不用管周遭的親朋好友是怎麼說，也不用急著反駁，病人只要仔細聽清楚並了解醫護人員所說的每句話，而不是片面的擷取，應遵守醫護人員給予的建議，認真去執行，重新建立新的習慣，身體自然會回饋正面的能量，當別人看到您一切都很好時，也不會給您無謂的意見。

　　此外，病人聯想力特別豐富，難免會有許多不必要的擔心，懷疑老公會變心、外遇……沈慧君說道：

　　「生病這段過程，我還是很努力的扮演好老婆、媽媽的角色，能自己動手絕不假手他人，雖然三不五時還是需要老公的幫忙，但是我會盡量不給他太多的壓力與負擔。」

　　縱使如此努力，沈慧君仍不諱言：「還是會擔心！」不過她看清楚那是擔心，不是事實，因此不會做出愚昧行為——不會因為老公晚點下班而上演奪命連環叩、不會因為老公漏接了一通電話而興師問罪、不會因為老公要出差而拼命的查勤……因為她知道這些舉動，只會造成他更大的壓力，進而讓他遠離妳；事實上，也不是因為罹患癌症讓老公變心，而是上述的種種行為點燃離異的導火線。

　　治癌過程雖然是難過的、人工肛門也絕對沒有比原來的好用……但是它都是可以被經歷的。從隨身攜帶預防出狀況所用的「大包包」，逐漸變成小巧的「化妝包」，病後重生的沈慧君從不後悔選擇接受面對它，如今，她可以每天看著孩子上學、放學，假日時和老公、孩子一起親近大自然，愉快的享受新生活。

　　裝置永久人工肛門已有 8 年多時間，從沈慧君的外觀看起來，您絕對沒想到她身上有人工肛門，她和時下 OL 一樣的穿著打扮，合身的白色上衣，A 字形的米色短裙，身上還帶有花草氣味的香氣，展現出不同的知性美。

楊雅馨（本書責任編輯）

讓我們手牽著手，向前走！

專家估計，每四人中就有一人會罹患癌症，因此癌症將會逐漸侵襲每一個家庭。從接獲醫師的診斷的那一刻起，病人及家屬的生活便會開始產生巨大的變化；過去，我們在家庭裡扮演著屬於爸爸、媽媽、兒子、女兒的角色，如今，角色都可能產生「化學變化」！

在癌症照顧的每一個日子，每個人都有屬於自己獨特的故事。我們將透過身為一位癌症病人的家屬——儘管她是護理人員，儘管她具備比一般人更深厚的醫學知識，但一樣會擔心、害怕、受挫，兩年多的抗癌生活，似乎只是一瞬間，卻又如此刻骨銘心，伴隨著悲歡交集的過程裡，從被迫「接受意外」到努力「與癌共存」，究竟他們如何重塑家庭關係。我們期待藉由這樣的故事，使讀者更有勇氣與樂觀的態度去面對未來的挑戰。

黃怡鈞（化名）·六年級末端班·次要照顧者

「那位堅強而疼惜我的男（女）人，是我的父母，是我的守護者，在我還沒倒下來前，他們怎麼可能會出事！」

才剛下大夜班的怡鈞，睡夢中手機突然一陣狂響。

病友小檔案

出生年份：1951年

診斷結果：直腸癌·第三期

發現罹癌：2009年

治療方法：手術前合併放射線及化療＋外科手術治療＋術後輔助性化學治療

目前狀況：目前疾病狀況穩定，無復發跡象；每三個月定期門診追蹤

次要照顧者小檔案

出生年份：1980年

家中排行：老么（兩位姐姐、一位哥哥）

職　　業：護理師

母親心亂如麻，撥了電話給我──「小鈞啊，W醫師叫爸爸得要馬上住院、開刀，我們該怎麼辦？」

「什麼！老爸不是說他是痔瘡，怎麼會要開刀……沒關係啦，你和爸爸現在就來醫院找我。」

黃怡鈞嘴巴裡雖然有條理地說，心情上，其實並不簡單，會是癌症嗎？腫瘤的位置會在哪？是哪種惡性腫瘤？會需要做到造口嗎？應該還不至於吧！她搖搖頭，給自己一個非常肯定的答案。

「怡鈞，黃爸爸『肛門指診』確定有腫瘤，我們得安排進一步的檢查。」今天是星期五，相關檢查得等到下週一才能開始進行。

「那，這幾天，爸爸的腫瘤會快速惡化嗎？」黃怡鈞竟脫口提出一個如此『非』專業的問題！

「……怡鈞，你還好吧！黃爸爸的腫瘤當然不會馬上惡化，你放心。至於，疾病其他的詳細情形則要等完整的檢查報告出爐。」

這時她才明白，即便每天接觸癌症病人與家屬，此刻的她卻被非理性的情緒完全淹沒，突然間有如一個從來不知「癌症為何物」的一般人。

緊接著一連串的檢查，黃爸爸確診為「直腸癌第三期」，為了完整治療疾病，裝置永久性的人工肛門將是不得不的選擇。

當父母變成孩子

當治療決定將確定時，家人務必幫助病人主動參與醫師的治療，如此病人對於未來的治療也較有概念和信心。

為了決定治療方向，黃家召開家族會議──

「小鈞，爸爸要不要到別家醫院治療，我從網路上發現肛門是有保留的機會。」

「姐，要保留肛門當然也可以，但復發的機會也高！我不贊成。」

「我們要不要試試別的方法啊？」

「媽，你說看看有什麼方法，如果那些方法真的有效，這些醫師幹嘛那麼累，他們是瘋子嗎！」

就在幾番爭辯中，黃爸爸輕輕的說了一句：「我這一生也夠了，我不要救了⋯⋯」黃怡鈞雖然身為么女，但此刻的她知道，她必須扮演心理師的角色，開導父親。

她說：「老爸，我當然不希望你辛苦，如果你可以很平靜的離開，我一定會幫你。我在醫院看多『不必要的急救』對病人和家人都是一種傷害，但是，爸，直腸癌並不是急重症，你現在放棄、不治療，它不會讓你馬上離開，只會讓你的生活品質變得很差，排便會有問題⋯⋯不僅死不了，還會全身發臭！這樣你還要嗎？」就這樣半威脅、半利誘的情況下，黃爸爸勉強的答應接受治療。

此外，確實瞭解家庭的經濟狀況是相當重要的，畢竟在整個治療過程中除了醫療費用外，家庭基本開銷等都是日後會面臨的問題。儘管，黃家的孩子早已長大成人，也都有屬於自己的工作，耳順之年的黃爸爸仍然辛勤、持續的工作著；黃怡鈞驕傲的說：「老爸是白手起家，你知道嗎？迪化街的永樂市場四周，是台灣最大的布料批發中心，有 90% 的中盤布商都集中在這裡，老爸就是其中一位。」

黃爸爸一直是家庭的經濟支柱，理所當然扛起幾百萬的房貸，這一切只為了讓家人有更好的生活，然而在癌症治療過程中，黃爸爸勢必得暫時放棄他最愛的工作，日後的房貸該誰來擔，也成為討論的主題。

大哥：「⋯⋯如此高額的房貸，我一個人實在⋯⋯」

老媽：「除了小均外，你們都結婚、也有自己的家⋯⋯我看把房子賣掉好了，雖然會捨不得，不過這樣最好，以後也不用為錢煩惱。」

黃怡鈞：「我有醫院宿舍可以窩，沒差，不過，爸、媽要住哪？住八里？還是要另外租房子？」

「老伴，我去迪化街看看，有沒有房子要出租，坪數不用太大，雖然現在沒有再做生意，不過店面還是可以留著，以後還有機會。」

同是天涯淪落人吧，在這布料批發中心，像個大家庭，誰說生意人沒血、沒淚，只愛錢，這十幾年的交情，彼此早已忘記了一切所在意的東西。不到一個月的時間，他們賣了房子、租了房子、入好厝，也準備開始接受治療。

面對即將進入治療階段，黃怡鈞因為職業的關係，工作時到還可以思緒分明過日子，脫下制服後卻不知如何是好，只要一闔眼，盡是黃爸爸即將面對治療的情境，只能藉助安眠藥引她入眠。

黃爸爸在接受放射線治療時，第五週，肛門口周圍皮膚因為放射線治療的副作用而出現腫痛的現象，一上大號就痛的不得了，彷彿內痣、外痣夾攻，她的身分雖然是護理人員，但似乎也不能替老爸分擔疼痛，只能請老媽幫忙準備溫水，讓老爸試試「溫水坐浴」，必要時還是得藉由醫師處方藥物才能消除疼痛。

由於癌症的侵襲導致黃爸爸變得焦慮不安。明明是下午三、四點的門診，黃爸爸十一點就和黃媽媽來到醫院，非得要怡鈞起床陪他，和他說說話，也不管她才剛下大夜班；黃怡鈞當時完全無法明白，過去，老是擔心自己睡不飽的老爸，究竟跑哪去了？但也只能接受，因為當她注視父親，她從他的輪廓看到自己，他們是父女，不管時空背景如何改變。

黃怡鈞回憶起小時候，她腸胃總是不太好，瘦巴巴的，上學期間經常腸胃炎發作，黃爸爸只要接到怡鈞求助的電話，即使工作再忙碌也會盡快的帶她去看醫師，送她回家休息。有一次，怡鈞因為想要逃避考試，照例打電話給黃爸爸，黃爸爸來接她時，看到她的表情就知道她是在裝病，但一路上還是牽著她的手，回到家後，才跟怡鈞說：「不知道你幹嘛這樣……不過你沒事就好。」

現在，縱使她心裡清楚明白父親抱怨的不適，只是想要得到家人的關心，如今，換她說那句話——「我最愛的老爸，只要你沒事就好。」

手牽手・向前走

原本以為總算要結束，沒想到「療癒之路」才要開始……

「小鈞，爸爸明天就要開刀了，你們小時候，尿布都是爸爸在換，我以後要怎麼辦？我也不知道，我做不做得來……」黃媽媽說。

「媽，這不用煩惱，病房護士會有示範教學，門診護士也會指導，他們一定會讓我們學到會，不會不管我們的，而且，你忘記我是護士喔。」黃怡鈞使出渾身解數開始向老媽掛保證。

當黃爸爸被推進開刀房前，黃怡鈞一再提醒主治醫師，造口一定要開在「腹直肌」上，一定喔！即便家人被擋在手術室外，但彼此的心是緊密的連在一起，乞求的是同一件事——手術一定要順利、平安；嘴裡默唸著，神啊，一定要將這願望義無反顧直達天聽。三小時的手術時間，好比漫漫長夜，看到黃爸爸被推出開刀房的那一刻，黃怡鈞強忍淚水，開心的說：「爸爸，沒事了。」

待黃爸爸身體逐漸康復後，為了讓黃爸爸有更好的生活品質，黃媽媽和怡鈞，決定讓黃爸爸自己學會「腸造口照護」，怡鈞扮演起強勢的角色，狠下心拿起醫院給的衛教光碟片，告訴老爸說：「這是你的事情，你也要學著換。」

黃爸爸看是看了，學是學了，但沒想到，人工肛門將黃爸爸變得像小孩，他躲在廁所像小孩般的無助，嚷嚷著——

「我連大便都不會處理，還弄得整身都是，這樣活著實在沒意義……」

黃媽媽趕緊跑到廁所，一邊處理，一邊說：「誰一出生就會自己大、小便，還不是慢慢學，從現在起，我倆，不對喔，還有小鈞，三人一起學，怎麼可能學不會。」

「你不會覺得我實在沒用……」

「……不是你沒用，是你的心態，你心情常常不好，我們怎麼會好。」

黃媽媽為了避免腹瀉的關係，影響黃爸爸腸造口的照護，她親自料理三餐；黃爸爸從此非必要絕對避免外食，以致於當用餐時間即將響起，他就會開始打電話找「煮飯婆」……。

夫妻三十餘年，偶然氣餒埋怨，可是他在最需要她的時候，她依然在。親朋好友三不五時的加油、打氣聲，讓黃爸爸逐漸找回自信；照顧者彼此在黃爸爸背後互吐苦水，數落他的不是，讓照護之路走得更自在。如今，黃爸爸早已學會自己做腸造口灌洗，店面重新開張，黃媽媽重拾她的興趣——「爬山」，只不過，她的爬山時間必須避開用餐時間。

兩年前，他們有如經歷過一場狂風暴雨；兩年後，溫暖和煦的陽光照亮著他們，雖然偶爾還是會飄起毛毛細雨，但他們仍未退場，繼續扮演著屬於家庭、社會的角色，持續入戲。

不可不知的大腸直腸癌的基本知識

文 / 張芸貞 & 張瑛雅（社區及個案管理室・個案管理師）

　　惡性腫瘤已連續第二十九年蟬聯居國人十大死因榜首，占全部死亡原因的 28.4%，然而無知、不必要的恐懼只會讓人錯失預防之道，進而延誤正確診斷、延緩治療的最佳時機。

　　所幸，「知識就是力量」，藉由建立正確的觀念，讓我們一起來聰明面對治療過程。

原因與症狀

Q1　大（結）腸直腸癌發生的原因為何？

A 大腸直腸癌發生的原因到目前為止仍然不十分明瞭，不過多數認為可能與食物或遺傳有關。

　　近年來，台灣地區因經濟起飛，生活水平提高，傳統的生活型態和飲食習慣發生很大的改變，**食物方面**，肉類、蛋白質、脂肪的攝取量提高很多，因此，大腸直腸癌有明顯增加的趨勢。

　　遺傳方面，腸癌的家屬或癌症家族症候群等，罹癌的機會比一般人高。目前雖然癌症的研究有相當程度的進展，如腫瘤基因及腫瘤抑制基因的發現，但仍有許多癌化的機轉不十分明瞭。

　　總之，腸癌的形成是由許多因素造成，絕對不是由單一因素所導致的，而且它是由多種步驟演變而成。

Q2 大腸直腸癌的症狀有哪些？

A 當糞便出血；或是大便習慣改變，如：腹瀉、便秘或不規則排便；腹痛、不明原因之體重下降、肛門出血、貧血。

　　不過要特別強調的是，絕大多數早期的大腸直腸癌，**是沒有任何身體不適的症狀**。

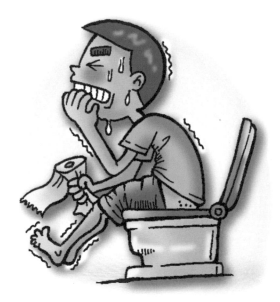

大便習慣改變，如便秘，也是大腸直腸癌的症狀之一。不過，絕大多數早期的大腸直腸癌，是沒有明顯的症狀。

Q3 大腸直腸癌的篩檢項目有哪些？

A 大腸直腸癌篩檢包括：肛門指診（詳見P82）、糞便潛血檢查（詳見P70）、乙狀結腸鏡檢查及大腸鏡檢查（詳見P86），或是下消化道攝影（也稱作下消化道鋇劑攝影）（詳見P90）。

美國癌症協會建議大腸直腸癌篩檢──

	年齡、相關疾病	時間	檢查項目
一般民眾	年滿五十歲以上	每年	糞便潛血檢查
		每三到五年	乙狀結腸鏡檢查、「雙對比」的下消化道鋇劑攝影檢查
		每五到十年	大腸鏡檢查
高危險群	· 潰瘍性結(大)腸炎(詳見77) · 遺傳性非瘜肉性大腸直腸癌（詳見P80）	每一到兩年	大腸鏡檢查，同時對可疑部位做切片
	· 家族性大腸瘜肉症候（詳見P79）	每年	大腸鏡檢查，同時對可疑部位做切片
沒有家族遺傳性大腸癌情形下，有一位一等親在六十歲以前罹患大腸癌（或腺瘜肉），或有兩位一等親屬罹患大腸癌（或腺瘜肉）	三十五至四十歲起，或自其罹患大腸癌的最年輕親屬發病年齡減十歲的年紀開始	每三至五年	大腸鏡檢查
有家族遺傳性大腸癌情形下，有三位一等親屬罹患大腸癌，或是有一等親的親屬在三十歲以前罹患大腸癌時	需考慮家族性大腸瘜肉症候群或遺傳性非瘜肉性大腸直腸癌的可能性，應向專科醫師徵詢定期大腸鏡檢查的意見，並考慮接受家族基因檢驗及諮詢。		

Q4 病人從初診至確診為癌症，應何時決定治療方向較佳？

A 在本院，病人來到門診，醫師即會於門診當天安排相關檢查，一週後請病人重回門診看報告，一旦確診為癌症，醫師會與病人、家屬討論後續的治療方向，之後病人會於「**二至三週內**」開始根據大腸直腸癌團隊所擬定的治療計畫接受治療；原則上從確認診斷到決定治療方向，到開始治療以不超過四週為期限。不過，以上原則仍會依病人病情狀況及各醫院的治療流程而有所差異。

Q5 大腸直腸癌的治療方式有哪些？

A 大腸直腸癌主要的治療方式以手術為主，輔以放射治療及化學治療。然而，大腸直腸癌的治療，會因病人的病情狀況而有所差異。

- **大（結）腸癌（尚未轉移）**：以「手術治療」為主，術後再依其病理報告決定是否做「輔助性化學治療」。

- **直腸癌**：其治療較為複雜，有時仍以手術為優先選擇，但亦有可能「術前」先做「CCRT（concurrent chemoradiotherapy）」即同步放射及化學治療；術後則會給予「輔助性化學治療」。此外，關於「術後的輔助性化學治療」的療程以及使用的藥物種類，血液腫瘤科醫師則會依病人的病理報告、年齡、身心狀況而有所調整。

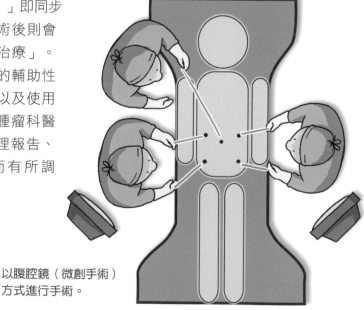

以腹腔鏡（微創手術）方式進行手術。

Q6 大腸直腸癌手術前應注意的事宜為何？

A 基本上，大腸直腸癌病人術前若沒有任何的不適症狀，只要維持正常日常生活作息即可。倘若病人有腸阻塞的症狀如腹痛、肚子脹、大便減少或沒有排便、大便變細、嘔吐等，或內視鏡檢查發現腸道狹窄的現象，手術「**前一週**」則要實行「低渣（纖維）飲食」。

選擇低渣飲食

1. 以**均衡飲食**為主，選擇纖維含量低之食物。
2. **食物的選擇**：去筋去皮的肉類、精緻的五穀類；蔬菜則盡量以瓜類及過濾蔬菜汁取代；水果則以過濾果汁或纖維含量少且去皮的水果取代。
3. 避免油炸、油煎及刺激性的食物。

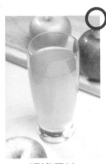
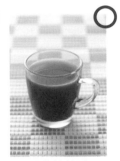

過濾果汁　　　　過濾蔬菜汁

Q7 大腸直腸癌外科手術需住院多久？

A 大腸直腸癌外科手術分成「傳統剖腹手術」、「腹腔鏡手術」（或稱作微創手術）兩種，一般來說，「傳統剖腹手術」**約需七～十天**的住院恢復時間；「腹腔鏡手術」**約五～七天**。

Q8 大腸直腸癌外科手術後應注意的事宜？

A 大腸直腸癌術後應特別留意的事宜，大致可分成「傷口、活動、姿勢、飲食」等方面：

- **傷口**：觀察傷口的部分應留意是否有紅、腫、熱、痛等發炎現象，此外，在引流管尚未拔除前最好不要碰水，洗澡時建議採用「擦澡」方式。至於下半身的清潔則不受影響。

- **觀察引流液**：引流液的顏色為正常的血水色（術後一至三天），之後會慢慢變為淡粉紅色（術後三至五天），最後則會呈現淡黃色（術後五至七天）；觀察引流液應注意其顏色、濃濁度，若顏色突然變得較深，或變得較渾濁都應主動告知醫護人員。

- **活動**：病人手術後應盡早下床活動，原則上會建議術後第二天即可下床活動。此外，由於傳統手術的傷口較大，下床時最好配合使用「束腹帶」，使用時機於術後第二天至術後六個月；其目的在於能減緩活動時所帶來傷口拉扯的疼痛感、避免做出過度伸展姿勢，進一步也可以減低腹部手術傷口在將來發生切口疝氣的機率；至於，束腹帶選擇以「黏貼固定式」即可，綁的位置應環繞手術傷口處（即腰部），再依所需壓力黏貼固定，避免過緊、過鬆。

  此外，雖然腹腔鏡手術的傷口較小，但我們還是希望病人術後一個月內能盡量使用束腹帶。

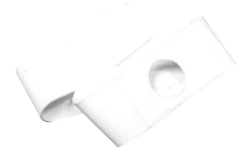

應選擇黏貼固定式的束腹帶。

- **姿勢**：因腹部傷口的關係，我們會建議病人術後一個月內，避免採用仰臥起坐的方式起床，下床時宜先將身體盡量靠床緣、側躺，爾後腳先下床，再慢慢利用手的力量撐起上半身；上床的姿勢亦同。

  不僅如此，不論在搬重物、抱小孩⋯等，都要盡量避免。

  此外，上廁所時最好選擇「坐式馬桶」（因蹲式馬桶得採蹲馬步姿勢，將會用到腹部力量）。

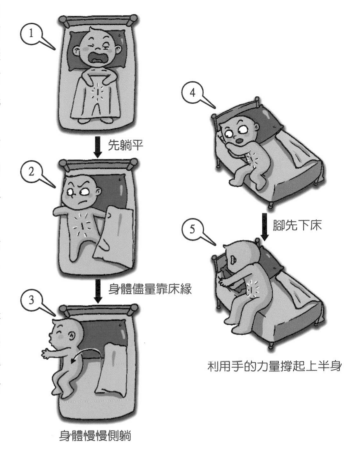

先躺平

身體儘量靠床緣

身體慢慢側躺

腳先下床

利用手的力量撐起上半身

術後一個月內上下床建議姿勢

- **飲食**：一般來說，待病人排氣後，即可喝水，喝水後身體沒有任何不適，即可恢復正常飲食。針對出院後飲食需特別調配的病人，在出院前則會有營養師做詳細的衛教指導。

Q9　大腸直腸癌術後返家該如何照顧傷口？

A 一般來說，返家時傷口大都已拆線，病人
或家屬只要留意傷口是否出現「**紅、腫、
熱、痛**」，若『有』應返院告知醫師；此外，
在傷口的照顧上，病人若擔心留下疤痕，可以
於傷口貼上美容膠（與傷口呈垂直方向），美
容膠更換的時機為每週或美容膠弄髒或翹起，
才需要更換。至於，因洗澡所造成的潮濕，只
要將美容膠輕輕的拍乾即可。

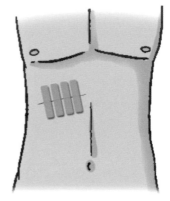

傷口貼上美容膠應與
傷口呈垂直方向。

Q10　何謂腸造口？腸造口該如何護理？

A 腸造口，俗稱**人工肛門**（或稱為**人工腸造廔**），是利用手
術方式，將排便的出口由肛門改成在腹壁上的人工出口。

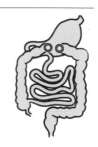

在腸造口護理方面，腸造口周圍皮膚只要用溫水清洗，清
洗後將水分拭乾即可。（詳見 P216）

Q11　腸造口本身一定會有異味嗎？

A 腸造口只要保持適當的清潔，造口本身是不會有異味飄出的。因此，在正
常社交場合間的距離，腸造口的病人不用太擔心對方會聞到異味。一般
來說，只有在更換造口時或排氣（即放屁）才會聞到，排氣時腸造口的袋子則
會呈現鼓起的狀況，這時病人需要到洗手間將氣排出（類似將氣球的氣放掉一
般）。

Q12 腸造口病人該如何處理排便問題？

A 由於人工肛門不像肛門一樣有「括約肌」，因此不能自動調節排便的情況，糞便會慢慢地流出。

針對裝置人工肛門後的排便方法如下：

- **裝置造口袋**：於造口處裝置造口袋，當造口袋的糞便超過1／3或1／2以上，就必須到廁所清除糞便。（詳見P192）

- **結腸灌洗**：將常溫水（從300cc慢慢增加至750～1,000cc；水溫約30～40℃）注入造口處，其原理就像灌腸一樣，將腸內的糞便清乾淨；結腸灌洗時間約須40～60分鐘，病人只要選擇自己方便的時候即可，至於，早上或晚上是沒有差別的。若病人能將糞便清乾淨，大多數病人在灌腸以外的時間，是不會有糞便排出的。（詳見P205）

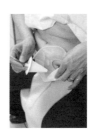

Q13 腸造口病人，在飲食上是否該有所調整？

A 病人除了因罹患高血壓、糖尿病等慢性疾病，醫師有特別指示需要控制飲食外，基本上裝置腸造口的病人，飲食上沒有特別限制，**均衡飲食**仍是主要原則，此外，**應避免攝取刺激性及容易產氣的食物**。

避免產氣的食物

- **豆　類**：如豆漿、豆干、豆腐、紅豆、綠豆等。
- **水果類**：如蘋果、葡萄、瓜類（如西瓜、香瓜）、柚子、香蕉等。
- **蔬菜類**：如洋蔥、高麗菜、花椰菜（菜花）、韭菜等。
- **主食類**：如玉米、洋芋、蕃薯、芋頭等。
- **飲料類**：如養樂多、汽水、牛奶等。

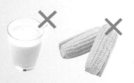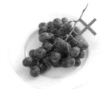

Q14 有腸造口者，在藥物使用上有無必須注意的事項？

A 簡單的說，有腸造口的病人表示其體內部分的腸道可能被切除（或是繞道），也就是說腸道長度會比一般人來得短，所以對食物、水分、與藥物的吸收會與以前不一樣，確實有些必須注意的地方。

常見的腸造口有兩種，一種是**大腸造口**，另一種是**迴腸造口**。

一般而言，降結腸與乙狀結腸因為位置較接近肛門，口服藥物有足夠的腸道長度予以吸收，所以當腸造口位在這兩段的結腸上時，藥物的吸收效果與一般人是一樣的。但是，如果腸造口位在「**迴腸部位**」時，因為腸道明顯變短，所以服用藥物時則需要特別注意。

因有些藥物的劑型設計，必須經過整個腸胃道（包括小腸與大腸）才能完整吸收，例如：腸衣錠、緩慢釋放型藥品等，對於「迴腸造口者」藥物吸收可能不完全。所以，**有腸造口者，最好服用可以很快崩散或無需崩散的劑型，例如：口服液劑、懸浮液劑、軟膠囊、及沒有任何外膜的藥品。**

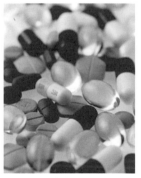

腸造口病人若使用以往不曾使用過的藥物，應觀察藥品從腸造口排出的情形。

此外，當使用以往不曾使用過的藥物時，有腸造口的病人也要注意觀察藥品從腸造口排出的型態，如果仍然能清楚地看見藥品形狀或顆粒，應該立即與處方的醫師連絡，考慮更換為其他的產品或劑型。

另外，有一些藥物因為其本身的作用，容易在有腸造口的病人身上引起較嚴重的副作用，例如任何會引起腹瀉的藥物，具有「迴腸造口者」都應儘量避免，否則容易引起嚴重的腹瀉而導致水分、電解質的不平衡。另外，**維生素 B 群相關製劑在有腸造口者身上，容易產生較多難嗅的氣味，而口服劑型的維生素 B_{12} 無法被有迴腸造口的病人有效吸收**。（文／姜紹青藥師）

Q15 大腸直腸癌化學治療前是否需裝置人工血管？

A 化療期間裝置人工血管主要目的是為了避免長期注射、藥物滲出、導致血管硬化、發炎、皮膚潰瘍等。

不過，治療大腸直腸癌所使用的化學藥物，嚴格來說，並不會造成周邊血管嚴重受損，因此，若病人真的不願意裝置人工血管，且經醫護人員評估，確認病人本身血管沒問題，則沒有硬性規定一定要裝置人工血管。

但由於化學治療時間長達六個月，如此頻繁的施打，對病人的血管多少會有影響，若加上病人本身血管太細，通常還是會建議病人裝置人工血管。

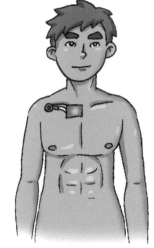

此為皮下放置導管之人工血管。

Q16 化學治療常見的副作用有哪些？

A 化學治療的副作用會依藥物的組合而有所不同——

例如使用 Fluorouracil，最常見的副作用就是**口腔黏膜潰瘍、腹瀉**。

而使用 Oxaliplatin，二至三個月會出現「**末稍神經障礙**」，即指手腳麻痺、對寒冷氣溫及低溫物件（如接觸冷水或開冰箱）極度敏感…等，所幸，停藥三至六個月左右，上述狀況則會獲得改善。

此外，當病人出現末稍神經障礙時，因觸覺上較為遲鈍，病人應做好防護措施避免燙傷、凍傷。倘若手腳麻的狀況影響到日常生活，可以嘗試口服維他命 B_6，因維他命 B_6 具有安定神經以及幫助神經修復的作用，不過其效果因人而異，臨床上的症狀改善幅度有限。

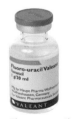

Fluorouracil

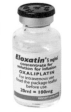

Oxaliplatin

Q17　化學治療期間飲食上有需要特別調整嗎？

A 化療期間因白血球的降低，進而容易出現感染等問題，也因此，化療期間病人更需要**足夠的營養**，如此方能降低感染的風險。此外，又因免疫力降低，則建議**不要吃生的食物或蔬菜**。

· 食用高蛋白飲食	三餐及點心，任何肉類烹煮皆可。 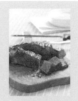
· 禁生食	治療期間禁生食，水果清洗後請削（去）皮。
· 禁服用中草藥及健康食品	因任何藥品都可能與化學藥物產生交互作用，而影響化學藥物的效力。

放射治療

Q18　放射線治療的步驟為何？

A 放射線治療第一步是「**定位**」。主要是把腫瘤的範圍以及附近正常組織在電腦上標示出來，在定位時，醫師會在治療部位的皮膚用墨水做記號，以確保接下來放療位置的一致性；整個定位的過程約需半小時。

當做完定位步驟以後，醫師會在病人的電腦斷層裡找出腫瘤的位置及正常組織的相關範圍，接著再找出適當的治療角度來避開正常的組織，以便給予腫瘤最大的劑量同時讓正常組織接受最少的劑量。

放射線治療是星期一做到星期五，每天治療的時間會依病人的需求固定在同一個時段（實際治療時間約十分鐘）。

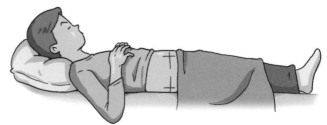

接受放射線治療前，醫師和放射線技術師會在要接受治療的身體部位畫上定位點。

Q19 大腸直腸癌病人治療後，是否會罹患其他癌症或再次復發的可能？

A 大腸直腸癌病人在接受完手術治療後，剩餘大腸和直腸再次發生癌症的機率約2~12%，因此手術後**定期接受大腸鏡檢查**是必須的。

若病人是遺傳性非瘜肉症大腸直腸癌（Hereditary Non-Polyposis Colorectal Cancer），這是一種「顯性體染色體遺傳」之疾病，除了在年輕時會發生大腸直腸癌外，也常有其他器官的癌症，如：子宮內膜癌（20~60％）、胃癌（11~19%）、卵巢癌（9~12％）、肝膽及泌尿系統癌症等等。

一般來說，除了極少數病人因為基因遺傳上的變異，導致容易有多發性的大腸直腸癌，或是其他器官的癌症發生之外，大多數的病人在經過 5 年以上的定期追蹤後，再次發生原發性大腸直腸癌的機率（意指和之前的病灶無關）並不比一般人來得高，反倒是這群病人因為有過這樣的患病經驗，會特別注意要定期接受大腸鏡的追蹤，因而降低了再次患病的風險。（文／朱俊合醫師）

Q20 大腸直腸癌的追蹤與常見檢查項目有哪些？

A 規律的追蹤檢查不代表能避免疾病的轉移或復發，其目的在於能早期偵測疾病的局部復發或是遠端轉移，及時提供病人有效的治療，以期能提高復發疾病的治癒率或是控制疾病進展的速度。

詳細的常規追蹤檢查項目並沒有一定的標準，各個醫院都可能有不一樣的做法，主要的原則是根據**術後腫瘤容易復發或是轉移的位置**來訂定（原發位置有局部復發的可能，遠端器官則以肝肺轉移機率較高）。

檢測血液中癌症指數的數值，的確有助於早期發現疾病的復發，但敏感度和準確度因人而異，需輔以其他檢查的評估，才能做正確的診斷。

標準	回診日	癌症指數 CEA CA19-9	胸部X光	超音波	電腦斷層	磁振造影	大腸鏡
治療前		✓	✓	✓	✓	✓ 診斷 直腸癌	✓
術後1年內							
3個月		✓					
6個月		✓		✓			
9個月		✓					
12個月		✓	✓		✓		✓
術後1~2年							
3個月		✓					
6個月		✓		✓			
9個月		✓					
12個月		✓	✓		✓		✓
術後2~3年							
3個月		✓					
6個月		✓		✓			
9個月		✓					
12個月		✓	✓		✓		
術後3~4年							
6個月		✓		✓			
12個月		✓	✓		✓		
術後4~5年							
6個月		✓		✓			
12個月		✓	✓		✓		✓
補充說明	※以上的追蹤與常見檢查會依罹癌的部位——大腸癌、直腸癌，及病人的病情、年齡、身心狀況等而有所差異，都應經由醫師評估後方能給予最適合的檢查項目。						

Q21 大腸直腸癌病人是否能接受流感疫苗注射？

A 在大腸直腸癌病人在接受各種治療的過程中，其中的化學治療的確是會影響到適合接受流感疫苗注射的時機，因化學治療過程中，人體的免疫能力難免會受到藥物作用的影響而下降，所以接受完化學治療的**兩週之內**（指單一療程），或是**未來兩週內**預計要接受化學治療的病人（指單一療程），都不適合接受流感疫苗的注射。

至於，預計接受手術或是剛接受完手術的病人，由於部分病人接受完流感疫苗注射之後，會短暫出現不適症狀，容易和手術相關的臨床症狀產生混淆，因此如果病人要在這段時間內接受流感疫苗注射，請務必與您的醫師討論。

然而，除了注射疫苗能降低罹患流感的機會之外，正在接受治療的大腸直腸癌病人，都應該做好自我保護措施，如：勤洗手避免沾染病毒；在流感流行時必要時應戴上口罩及避免出入公共場所，減少病毒感染的機會；必要時應同時避免接觸已確定罹患流感或是有出現感冒症狀的親友。（文／陳建志醫師）

Q22 聽說，服用阿司匹靈（Aspirin）可以預防大腸癌？且有助於減少大腸瘜肉的發生？

A 阿司匹靈（Aspirin）能保護心臟，且是使用範圍最廣的藥物之一，其安全性已獲肯定；至於是否能利用阿司匹靈來預防癌症，尤其是針對大腸癌的預防，為近年來臨床研究的主題之一。根據實證醫學（隨機化對照研究）顯示，阿司匹靈能有效減少結腸腺瘤性瘜肉的產生；且大量試驗指出其有能力預防大腸癌；不過，對於以阿司匹靈作為已確定罹患癌症病人的輔助藥劑目前仍有待確定。

近期一項《護士健康研究》報告提出，在診斷大腸直腸癌之後開始服用阿司匹靈能減少直腸癌導致死亡的機率。並且，另一項針對正在接受化療的大腸癌病人的試驗分析顯明，定期服用阿司匹靈或 COX-2 抑制劑的病人發病及死亡風險減半。

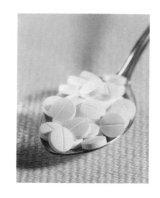

話雖如此，但目前醫界尚未對預防大腸癌之阿司匹靈的劑量、服用時間、及何時開始服用，有所共識。此外，也未建議一般大眾服用阿司匹靈以預防或治療大腸癌；以上的問題，已經有相關的隨機控制臨床試驗在進行研究，希望在不久的將來能有明確的答案。

根據目前的證據顯示，對於大腸癌高危險族群，可考慮使用阿司匹靈，以減少大腸瘜肉的發生率，進而減少大腸癌。（文／黃一平醫師、陳建志醫師）

關 於 照 顧 者

Q23　家屬、朋友應如何扮演好照顧者或支持者的角色？

A 主要照顧者應充分瞭解病人的病情發展及各階段的治療流程，站在協助的角度提醒病人日常生活等注意事宜；站在醫護人員的立場，我們不建議照顧者提供另類療法給病人使用，如此反而會令病人為難。

此外，身為照顧者也應該瞭解照護是條漫長路程，因此，當身心疲乏時，應主動告訴醫護人員，必要時我們會轉介社工師、身心科醫師來幫助紓解壓力。

Q24　是否一定要參加病友團體？

A 基本上「要不要參加」應由病人自己決定，我們是不會強迫病人一定要參加病友團體，但是病人可以藉由參加病友團體，經由經驗分享而更深入瞭解病情可能的變化及各種照護技巧，並藉由交流過程讓病人知道罹癌這段路程並不孤單。（詳見P218）

了解消化道與腸道疾病

文／朱俊合（大腸直腸外科．主治醫師）

　　為了讓讀者更了解大腸直腸相關疾病，讓我們先來認識消化系統的運作過程——首先，我們會將口腔中的食物嚼爛，緊接著食物會經過「食道」，再進到「胃裡」。

　　食物於胃部會被不斷壓縮，之後，食糜在胃裡會繼續被胃液再消化一次，緊接著食糜離開胃部，進入了「腸道」。各器官所分泌的消化液會在腸道中和食糜混合，腸道同時會吸收身體所需的養分，至於身體不需要的殘餘物，就會被結腸擠壓濃縮到腸道末端的「肛門」，而排出糞便。

認識消化系統

　　消化系統是由**消化道**和**消化腺**組成。消化道又稱為**胃腸道**，由口腔開始，經過咽、食道、胃、小腸、大腸到肛門，主要由胚胎時期之內胚層分化而成，形成具有黏膜層黏膜下層肌肉層及漿膜層的管狀構造，具有消化、吸收、運動及分泌等功能。

　　而消化腺則能分泌消化液以消化食物。

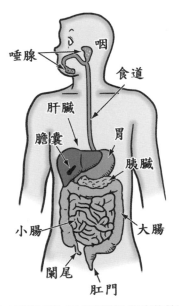

人體消化道以及相關消化器官的位置

胃──進行第一階段消化的重要器官

　　胃部上接來自食道的食物，往下把
食物排空到十二指腸，位置大約在腹
腔的左上方，外型類似酒囊袋狀呈
「J」字型。

　　胃部雖然是屬於消化系統，但
最主要功能並不是消化吸收食物營
養素，而是將食物充分在胃部混
合，將食物形成食糜，方便後續腸
道吸收養分。

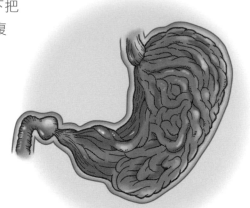

小腸──負責消化和吸收的器官

　　小腸上端與胃的幽門相通，連接十二
指腸（小腸的起始端）、空腸（小腸的前半
段）、迴腸（小腸的後半段），下端與大腸相
連；小腸的長度約有 4～6 公尺。

　　當胃部的食糜開始進入小腸後，由小腸
從中吸收身體需要的營養成分，再將食物殘
渣及未被吸收的水分推入大腸。

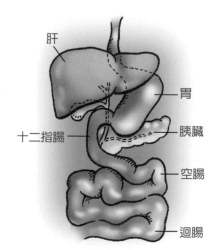

肝

胃

十二指腸

胰臟

空腸

迴腸

認識小腸

　　小腸管壁表面有環狀皺壁，皺壁表面上的黏膜分佈無數個突起的絨毛
（Villi）進行消化和吸收的伸縮運動。食物在小腸裡面停留的時間較長，運用膽
汁、胰液等消化液將大部分食物分解成可吸收的狀態。

大腸——負責吸收水分及排泄的器官

主要是由盲腸、結腸及直腸（包括肛門）組成，在腹腔彎曲成一個「冂」字型，圍繞著小腸的周圍，上端與小腸連接，下端出口即肛門。依序為盲腸、升結腸、橫結腸、降結腸、乙狀結腸、直腸；總長度約一百二十至一百八十公分。

食物殘渣經小腸消化吸收後進入大腸，大腸會再吸收其中的水分，和電解質，並且壓緊硬質殘渣，使得糞便得以排出體外。

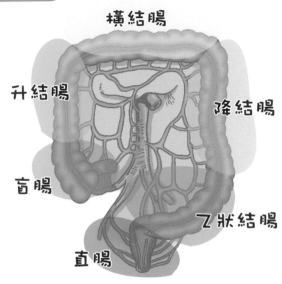

解剖學上來說，人體的小腸從右下腹開始進入大腸之後，依序分為盲腸、升節腸、橫結腸、降結腸、乙狀結腸、最後是直腸及肛門。

認識大腸的工作

- **升結腸**：吸收液態殘渣水分。
- **橫結腸**：能繼續吸收水分。
- **降結腸**：糞便漸漸形成固態。
- **乙狀結腸**：會暫時留住固態的糞便，直到腦部傳來訊息後，將糞便送往直腸。
- **直腸**：可以將訊息送回腦部，產生便意，排出糞便。

認識肛門的構造

乙狀結腸與直腸相接，其末端有一段 2.5 公分長的肛管，對外的開口就是「肛門」，也是消化道最尾端；而肛管齒狀線上方，有一環狀組織帶，為靜脈叢形成的軟墊，簡稱「肛墊」，能保護肛門括約肌並協助其完整閉鎖。

肛門的構造，又以「肛門括約肌」最常被提起，主要是因為它與排便有關，能遏止糞便移動，而肛門括約肌有「內括約肌」為平滑肌不受意識控制，而「外括約肌」為骨骼肌，可以受意識所控制。

肛門正常的生理功能中，75%是靠內括約肌的作用，25%是倚賴外括約肌。平常未排便時，肛門括約肌呈收縮狀態；如果肛門括約肌鬆弛或是神經支配受損，則會引起大便失禁。

大腸直腸及肛門常見疾病

・便秘

臨床上針對「**便秘**」有一客觀定義：通常是指至少 12 個月未使用瀉劑的病人，並有下列兩種以上的症狀——

⑴ 每週的排便次數少於 2 次；

⑵ 有四分之一次以上的排便需要特別用力；

⑶ 四分之一次以上的糞便很硬，且排便後仍有排不乾淨的感覺。

至於，造成便秘的原因相當複雜，但大致可分為兩種：

・**功能性便秘**：原因為水分攝取不足、纖維攝取不足、運動不足、情緒緊張、壓力過大、沒有定時排便的習慣或服用特定藥物。

・**器質性便秘**：便秘的情形主要由腸道本身疾病（如腸粘連、腸阻塞、大腸直腸癌、大腸無力症、巨腸症）所造成，或由腸道外疾病（如子宮肌瘤、卵巢肌瘤、腹腔內腫瘤及骨盆腔出口阻塞症）壓迫腸道所致。

・腸躁症

腸躁症是一種長期性且反覆發生的狀況，可能在任何時間發生一個或多個症狀，其常見症狀包括腹痛、便秘或腹瀉，甚至出現腹瀉與便秘交替的情形，不過腸躁症不會引起直腸出血。

這些症狀大部分起因於腸道痙攣或過度敏感，其發生原因目前依然不明。因腸躁症是一些症狀的集合，所以它的診斷須先排除其他疾病，治療上除了藥物幫助改善症狀，懂得生活調適並調整面對壓力的態度，才能真正減輕症狀。

・大腸憩室症

大腸憩室是指往腸壁外突出的囊狀突起，產生的位置是在小動脈穿過腸壁處。大腸憩室症在西方人的發生率較高，而且常見在左側大腸部位，在華人則好發在「**右側大腸部位**」，病因不明，但大部分與高纖食物攝取不足有關。

常見症狀為憩室炎及出血，然而，大部分的憩室平時並不會感覺到疼痛，僅有輕微不適的症狀出現，如間歇性腹痛、腹脹等。

急性大腸憩室炎發生時，會有劇烈的腹痛，合併發燒甚至局部性腹膜炎的出現，通常可以經由影像學檢查（常見為電腦斷層攝影）發現。一般及早投予抗生素治療便可緩解感染症狀，當急性憩室炎在數月內反覆發生時，應考慮以手術方式切除病灶位置。

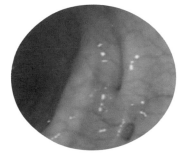

在此要特別提醒，急性憩室炎發生時，通常難以與大腸癌區分，所以當急性憩室炎症狀消退後，務必再次求診相關次專科醫師，以排除惡性腫瘤的可能性。

大腸憩室症

・瘜肉

人體從食道至直腸都有可能出現瘜肉，而所謂的「**瘜肉**」泛指任何黏膜的突出物。依其病理組織可分為增生性瘜肉（hyperplatic polyp）、腺瘤（adenoma）、缺陷瘤（harmatoma）、發炎性瘜肉（inflammatory polyp）與其他（miscellaneous）等五大類。

「**增生性息肉**」通常較小且多發，常見於直腸與乙狀結腸，一般認為與大腸直腸癌較無關係。

「**腺瘤**」通常沒有明顯的症狀，常在體檢或大腸鏡檢時發現，目前認為大部分的「大腸直腸癌」是由「腺瘤」演變而來，腺瘤越大癌化的機會越高，因此大腸鏡檢發現瘜肉時，醫師都會順便把它切除並送病理檢驗，若是良性，就定期追蹤；若是惡性，就依惡性細胞侵犯深度來決定是否需要進一步治療。

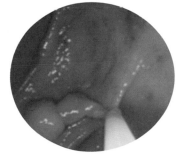

瘜肉

・大腸直腸癌

大腸直腸癌的發生率在已開發國家較高，近幾年，在台灣已成為發生人數最多的癌症，每年新診斷個案已超過一萬多人。好發年紀，是六十至七十歲，

男女發生率相等。大腸直腸癌之致癌原因是多重的，包括遺傳、基因突變、致癌物質、飲食習慣等交互作用而成。統計發現，大腸直腸癌大多數是由大腸腺瘤轉化而來。早期大部分都沒有明顯症狀，之後出現之症狀為血便、黏液便、細便、排便習慣改變、腹痛、體重因不明原因下降及不明原因貧血等，遇到以上症狀應迅速至醫院做進一步檢查。

若能早期診斷及治療，其預後是相當好的，因此，國健局現在有提供 50 ～ 69 歲民眾，每 2 年做一次免費糞便潛血檢查，若呈陽性反應則需進一步接受大腸鏡檢查，以早期發現癌症或瘜肉。

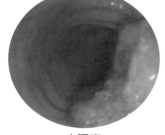

大腸癌

・痔瘡

痔瘡一直是困擾著民眾的常見問題，以往以為痔瘡是肛門黏膜下的靜脈曲張所造成，但目前認為是原有的肛門軟墊（anal cushions）因為久站、久蹲、久坐或不良之排便習慣造成滑動，使得軟墊內的血管組織充血並突出肛門外，因此除了便秘會加重痔瘡症狀外，腹壓增加（如懷孕）或腹瀉皆會造成痔瘡。

依部位不同可分成「**內痔**」、「**外痔**」及「**混合痔**」——**內痔**位於齒狀線以內，無感覺神經支配，主要以解鮮血來表現，依嚴重度可分為四級，第四級是痔瘡一直在肛門外無法推回，第三級是排便後需藉外力推回，第二級是排便後自動縮回，第一級則不會突出肛門外。

外痔位在齒狀線以外，常以疼痛表現，特別是血管內有血栓時，更是疼痛。痔瘡不一定需要動手術，輕度病人可先用非手術療法，若是急性疼痛期卻不方便就醫時，可先溫水坐浴，每日三到四次，每次十到十五分鐘，可減少肛門疼痛及收縮。值得注意的是，民眾千萬不要以為大便出血一定是痔瘡導致而自行治療，症狀未改善時還是需要到醫院做進一步的檢查。

痔瘡急性疼痛期，可先採溫水坐浴，每日三到四次，每次十到十五分鐘。

· 肛門膿瘍及瘻管

膿瘍及瘻管是肛門周圍發炎性病變的不同階段表現，前者為發炎的急性期，後者是發炎的慢性期；也就是說，**膿瘍**是肛門腺體感染所造成，當膿找到出口流出後則形成瘻管。「**瘻管**」是屬於比較慢性的疾病，一旦形成很少能自然痊癒，治療是以手術為主。

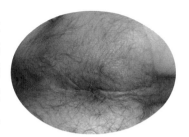

肛門周圍膿瘍

肛門瘻管依形成的位置不同，手術治療方式也不一樣，若瘻管位於肛門括約肌的外側，術後對肛門括約肌的功能可能有短暫的影響，所幸經過一段時間會完全恢復，因此，病人不需要太擔心。

「肛門膿瘍」常以疼痛腫塊來表現，有些病人甚至會合併發燒之情形，治療方式是將膿瘍引流完全，並視狀況給予抗生素治療。

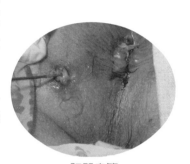

肛門瘻管

· 肛裂

肛裂是肛門的一種良性表淺潰瘍病變，而所謂的「**肛裂**」是指肛門內有裂口，位置通常在肛門後方中線部位，症狀為每當排便時就會感到劇烈疼痛，其原因可為硬大便造成反覆性裂開傷口或是因為肛門括約肌天生過度緊繃所造成。

病人只要多攝取高纖維的食物、溫水坐浴或是服用軟便藥物就能改善症狀，自然痊癒，嚴重者需以手術治療。

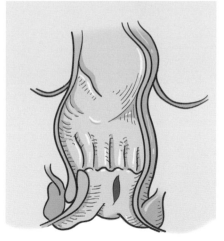

肛管內層的粘膜層的撕裂傷，常見發生在肛管後側中央的位置，稱為肛裂。

俗稱**菜花**，主要侵犯肛門及會陰部的皮膚，大小從筆尖至豆子般不等，這種疾病是人類乳突病毒藉由人與人直接接觸傳染所引起，雖然外科手術可以去除病灶，但無法有效徹底去除病毒，因此日後肛門疣還是會再出現。

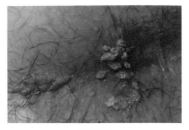

肛門疣

腸道健康處方

想要維持腸道健康，並預防發病或復發，必須重新檢視您的生活習慣，而保持腸道的功能和健康，需靠均衡的飲食、規律的進食時間、多攝取高纖食物、減少動物性蛋白及脂肪攝取、喝足夠的水分及規律的運動，纖維素有助於腸道蠕動，並吸收水分膨脹，可降低致癌物質與腸壁接觸時間。

纖維素是腸道的好夥伴，它可以解決許多腸道的困擾，因為纖維素可以促進腸道蠕動，所以可以解決惱人的便秘問題，同時又可以吸收水分，所以長期被慢性腹瀉（如腸躁症這種文明病）所困擾的忙碌都市上班族，多食用纖維素也可以改善症狀。

至於，肛門的保養平時則要避免辛辣的食物，盡量不要熬夜，避免久坐、久站，養成固定排便的時間，排便時最好能速戰速決。

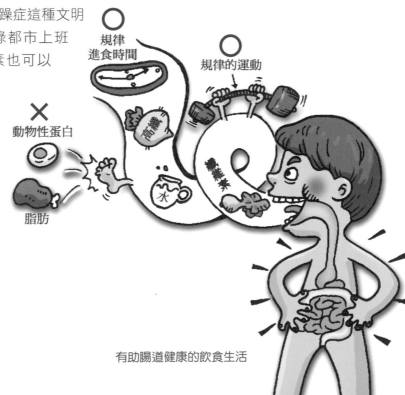

有助腸道健康的飲食生活

大腸直腸癌的症狀

文／黃一平、朱俊合（大腸直腸外科・主治醫師）

　　大腸直腸癌的症狀是多樣化的，且由於腸道黏膜本身並不具有感覺神經，所以在腫瘤初期時，病人往往沒有任何的不適，一旦出現下列任何症狀都須由醫師做詳細檢查、診斷，確定病因，因為有可能是癌症造成，也有可能是其他疾病所導致。

大腸直腸癌常見的症狀

　　從解剖學上來說，大腸是從右下腹的盲腸開始，經右側升結腸向上，再由橫結腸到左側，經由左側降結腸向下到左下側的乙狀結腸，腸道在肚子裡面繞了一個ㄇ字形，後接到直腸到達肛門。**生理功能上來說**，大腸直腸是用來吸收水分、儲存和排出糞便的管道。

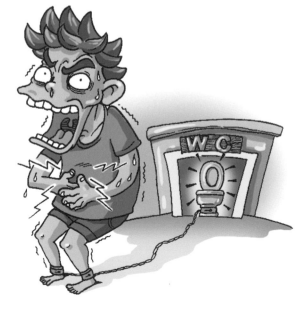

　　由於，大腸管徑較粗，且腸道的粘膜層本身並不具有感覺神經，所以當腫瘤由黏膜層原發長出時，病人完全沒有任何不適感，也就是說，早期大腸直腸癌常沒有任何症狀，病人都是等到腫瘤變得較嚴重時，才會主觀地開始感覺到不舒服。但是當這些症狀開始出現時，也代表疾病的進展已經有一定的程度。

與大腸直腸癌相關的症狀有血便、腹痛、以及裡急後重等，常見病人抱怨一直有便意感，但是排便的量卻不多。

大腸直腸癌相關的常見症狀有——解便有血或黏液、排便習慣改變、大便型態改變、常有便意感且感覺糞便無法排空、腹部不適、腹脹、絞痛、原因不明的體重減輕、貧血、疲勞及虛弱等等。

左右兩側症狀大不同

一般來說，因腫瘤生長的位置不同，所引發的症狀也有所不同，主要可分為兩大類——

■■ 右側大腸及橫結腸

由於食物經小腸消化吸收後，在進入大腸時是呈現液態狀，所以右側大腸的腫瘤很少發生腸道阻塞的現象，但是若一旦連液態狀的食物殘渣都過不去時，臨床上便會發生非常嚴重的腸阻塞，症狀常常在幾天之內就進展快速，這樣的病人常常必須接受緊急手術切除病灶。

除此之外，右側大腸腫瘤最常見的症狀是「**貧血**」，由於腫瘤持續出血，血液混入液態狀的食物殘渣中，再經由大腸吸收水分，最後糞便成形時則完全無法察覺有血液存在，除非藉由糞便潛血檢驗才會發現。臨床上病人經常已出現貧血到有頭暈症狀，甚至臉色蒼白才就醫。

由於腸道的出血非常緩慢，所以病人貧血的症狀演進也很慢，以致於朝夕相處的家人會因此慢慢適應病人的變化而沒有警覺，常常是許久不見的親友來訪，才發現病人的臉色異常蒼白。

其他的症狀還包括右下腹**可以摸到腫塊**，這個腫塊不一定會讓病人覺得疼痛，但是會持續存在。有些病人因為腫瘤生長的位置在較靠上腹部的大腸肝曲部、或是近端橫結腸，會有覺得**間歇性的腹部絞痛**以及**脹氣**的現象。由於解剖學位置相近，某些病人會被當做胃痛來治療，加上接受胃鏡檢查後並無異狀，反而讓病人失去對症狀的警覺性，因而延誤了治療的時機。

■■ 左側大腸及直腸

大腸到了左側的降結腸之後，一方面腸道變得較為狹窄，另一方面糞便裡的水分也被慢慢吸乾，變成成形的糞便，所以一旦腸道中有腫瘤生長時，較容易導致有腸道阻塞的症狀出現。

有關阻塞的症狀，一開始可能是在排便之前覺得**腹部絞痛**，排便之後症狀便紓緩。漸漸的，除了頻率和嚴重度會慢慢增加之外，排便的型態也會開始不同，**從糞便慢慢變細，到持續性的水瀉**，這表示腫瘤造成可通行的腸道越來越窄，最後只剩水分可以通過。

要特別提醒的是，在症狀變化的過程中，病人可能會自行服用成藥，或是一些所謂的調理體質中藥，這些藥物中大多含有瀉劑，會有效緩和臨床上的腸阻塞症狀，讓病人誤以為問題已解決，這會延誤了就醫的時機。

如果腫瘤是位在較遠端的大腸，或是直腸，病人常見的症狀是所謂的「**裡急後重**」，

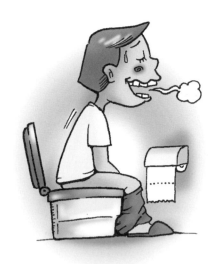

腸阻塞的症狀，在排便之前會有腹部絞痛的現象，排便後症狀便會緩解。

意思是說，病人常常會有便意感，會覺得很急著要上廁所，但是在馬桶上卻排不出糞便，或是僅僅排出一點點，但是很短時間內同樣的感覺又會出現，讓生活非常困擾。這是因為腫瘤不斷刺激腸道，甚至讓腸道誤以為腫瘤是糞便，而要將它排出所造成的結果。

此外，「**出血**」也是左側大腸和直腸腫瘤的症狀之一，但是由於左側大腸的糞便已成型，血液無法和糞便充分混合，所以會在馬桶中被肉眼明確辨識到，或是出現在擦拭的衛生紙上。民眾常常以為解血便是痔瘡所造成，因而忽略及早就醫，殊不知同樣是血便，痔瘡和腫瘤造成的出血仍有所不同，痔瘡出血常常是鮮血，且在糞便表面或是和糞便分開；而腸內腫瘤的出血，則顏色較暗沉且混在糞便內。不過，當腫瘤生長位置越靠近肛門口時，出血的表徵就和痔瘡越接近，難以區分。

沒有症狀是最常見的症狀

臨床上來說，罹患大腸直腸癌症的病人，當疾病發生初期時，最常見的症狀就是「**沒有症狀**」！基於早期發現疾病，早期治療的原則，單靠病人有症狀時才去求醫，常常會失去治療的先機。

根據統計，台灣地區發生大腸直腸癌的病人中，有約 1/4~ 1/5 的病人是到了疾病的第四期才被發現。因此，要冀望能早期發現疾病，除了對較高風險的

族群採取積極的「**大腸鏡檢查**」外，對於一般的大眾來說，「**定期接受糞便潛血反應**」的篩檢，是個簡單、安全、而且價格低廉的方式，根據文獻顯示，糞便潛血反應的檢查是發現早期的大腸直腸癌的有效工具。目前國民健康局提供50 至 69 歲的民眾每兩年一次的「糞便潛血篩檢」。

認識糞便潛血檢查

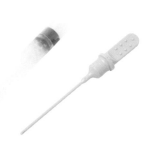

　　糞便潛血檢查，是一個檢驗糞便中是否有血液的篩檢工具，醫師會給您一組容器來採檢糞便，若發現檢體中有血液（陽性），則會建議進一步進行大腸鏡檢查。

　　糞便中的血液可能來自腸胃系統內的瘜肉、腫瘤、潰瘍、發炎、憩室、黏膜血管異生、或黃膽。檢驗糞便潛血有「**傳統化學法**」及「**免疫化學法**」兩種，篩檢的陽性率約 1 至 5%，篩檢陽性的個案中，有 6 至 10% 為癌症。不過，有三分之一的癌症病人其糞便潛血檢查是陰性的，這是這個篩檢方式的不盡完美之處。所以要特別強調的是，糞便潛血反應的篩檢是針對沒有症狀的人，並不適用於有臨床症狀的病人，換言之，若病人已經出現相關症狀，無論糞便潛血檢驗的結果為何，都應接受進一步的檢查。

　　糞便潛血檢查，檢驗的方法有兩種——

▓▓ 傳統化學法

　　利用氧化還原反應偵測 Heme（血基質）的過氧化酶活性，對上消化道出血敏感度較佳，但有較高的「偽陽性」，且易受食物影響，因此**檢查三天前不可進食紅肉、甘藍、菜頭、甜瓜、蘿蔔等食物**，而阿斯匹靈、類固醇、制酸劑、止瀉藥、鐵劑等藥物會造成「偽陽性」結果，維他命 C 則因抗氧化的特性會造成「偽陰性」結果，所以在檢查前 3 天內及受檢當日最好**避免服用維生素C**。

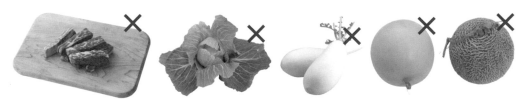

糞便潛血檢查的傳統化學法，由於容易受到食物影響，因此在檢查前三天應避免吃進紅肉、甘藍、菜頭、甜瓜等食物。

▓▓ 免疫化學法

　　這個檢測方法是偵測血液中的血紅素，不受食物影響，對大腸直腸出血較準確。可是所需費用較高，而且當病人有痔瘡出血、血尿或在月經期間，則不適合做此檢驗。至於，酒精及某些藥物，如：阿斯匹靈、類固醇，可能造成腸胃刺激導致出血，應於受檢前 48 小時停用，此外要特別注意檢體的保存，以免血紅素受糞便中細菌破壞而導致「偽陰性」結果。

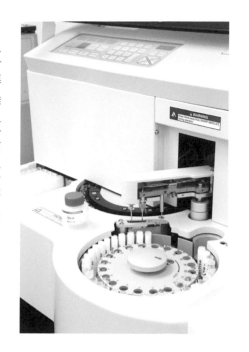

檢查相關注意事宜

　　「**傳統化學方法**」檢驗糞便潛血，其敏感度只達 30~50%；而「**免疫化學法**」則可達 90%，且由於較不受食物及藥物影響，可以降低「偽陽性」的問題。

糞便潛血檢查解讀

項目	參考值	可能原因
糞便潛血檢查	陽性反應	・消化道出血、腫瘤等。
	陰性反應	・糞便中未檢測出血液反應。

大腸直腸癌的種類

文 / 黃一平、陳建志（大腸直腸外科・主治醫師）

　　所謂癌症的種類，是指癌症細胞的組織來源為何。組織學上來說，大腸直腸的腸壁結構包括有黏膜層、肌肉層、漿膜層及分佈其中的淋巴、以及神經組織，而這些組織都有可能形成腫瘤。因此廣義的大腸直腸癌，乃是泛指所有從上述大腸直腸構造長出的癌症。

大腸直腸癌的種類

　　大腸直腸癌依其原發的組織來源不同，可以分為腺癌、黑色素細胞瘤、腸胃道間質腫瘤、淋巴癌、鱗狀上皮細胞癌、及類癌（神經內分泌癌）等，其中又以**「腺癌」占絕大多數**，約為 95％。此外，由於大部分的大腸直腸惡性腫瘤都是腺癌，所以如果醫師沒有特別說明，一般所說的**大腸直腸癌**就是指**「腺癌」**。

　　以下，將依照癌症種類的不同，疾病的臨床表徵、病程、治療方式、預後等，做簡單的介紹——

・腺癌（Adenocarcinoma）

　　大腸直腸腸道的最內層是粘膜層，黏膜層本身富含許多的腺體組織，從這些腺體組織長出來的惡性細胞，便稱作腺癌。絕大多數發生在大腸直腸的癌症都是屬於腺癌，這也是醫學界投注許多資源研發新的治療方式的主要針對對象。雖然同樣是腺癌，但會因根據組織學特性的不同，還細分為許多不同的類型，譬如：分化程度不同、腫瘤內含黏液的比例不同、或是腺體來源種類不同等。

　　在針對腺癌的治療，一般來說**「手術」**是必要的步驟，再根據疾病狀況的不同，輔以**「放射線治療」**，或是**「化學治療」**。

・淋巴癌（Lymphoma）

顧名思義，淋巴癌是指從淋巴組織中生長出來的癌症。臨床上來說，淋巴癌被認為是一種全身性的疾病，主要的治療選項是以「**化學治療**」為優先，而且效果一般相當不錯。除非是腸道內的腫瘤發生阻塞、破裂、或是控制不住的出血，才有必要以**手術**的方式切除腫瘤。某些特別類型的淋巴癌，除了「化學治療」以外，還必須輔以「**放射線治療**」。

・鱗狀上皮細胞癌（Squamous Cell Carcinoma）

也稱作**肛門癌**，此種癌症細胞的來源是肛門口外緣的鱗狀上皮細胞，由於生長位置容易和低位的直腸腺癌混淆，所以務必以組織切片的病理診斷加以區分。

因為鱗狀上皮細胞癌對「**放射線治療**」的敏感性非常好，配合上適當的「**化學治療**」，大多數的病人都可以在合併放射和化學治療之後完全痊癒，不必接受手術切除病灶。除非是放化療之後，腫瘤沒有完全消失，或是一段時間之後再復發，這時候**手術**才有其必要性。

・類癌（神經內分泌癌）（Carcinoid, or Neuroendocrine Tumor）

臨床上，這種腫瘤並不罕見，只是大多數類癌被發現時都是處於良性的情形。整段的大腸直腸都有可能發生類癌，不過一般較常見於直腸的位置。

一般來說，區分類癌是「良性」或是「惡性」，靠的是腫瘤的大小，小於一公分以下的類癌被認為是良性的，治療上只需要「**局部切除乾淨**」即可。大於兩公分以上的類癌，則被認為是惡性，也就是會持續變大、淋巴結轉移、以及隨著血液而發生遠端器官轉移，治療上必須採用大範圍的「**根治性手術切除**」。

臨床上的難題是化學治療或是放射線治療對於類癌都無效，「**手術**」是唯一治療惡性類癌的方法，所以一旦腫瘤轉移到其他器官，手術依然是唯一選項，少部分病人的類癌轉移到肝臟時，可以採用經肝動脈的**栓塞法**來治療，但通常只能延緩病情進展，鮮少可以治癒。

至於大小介於 1 至 2 公分之間的類癌，則是處於灰色地帶，無法明確界定是惡性或是單純的良性，治療方式的選擇則需要醫師和病人充分溝通後，一起做決定。

・腸胃道間質腫瘤（Gastrointestinal Stromal Tumor, GIST）

　　這種腫瘤是從腸壁的間質組織中長出來的，組織的內含物可能包括有肌肉、或是脂肪等。細胞的惡性程度是以顯微鏡下，細胞的分裂程度來決定。

　　「**手術切除病灶**」是治療這種疾病的第一選項，對於較大或多發腫瘤，手術切除不完全，或是手術後腫瘤復發的病人，術前或術後採用**口服標靶藥物治療**，如：Imatinib（基利克膜衣錠）、Gleevec（基立克）通常也可以發揮控制疾病進展的效果，甚至在臨床上維持疾病穩定很長一段時間。

・黑色素細胞瘤（Melanoma）

　　發生在腸道裡的黑色素細胞瘤非常罕見，這種惡性腫瘤的進展速度非常快速，很短的時間內就可以發生多處遠端器官的轉移，即使手術切除原發病灶後，疾病復發或是轉移的機率也很高。除了「**手術**」之外，目前醫學界並沒有有效的治療方法。

為什麼會罹患大腸直腸癌

文／黃一平、陳建志（大腸直腸外科・主治醫師）

　　許多病人當得知自己罹患大腸直腸癌時，都會對於自己怎麼會得到這個疾病而覺得困惑，很多病人甚至覺得自己不抽菸、不喝酒，也儘量多吃蔬果纖維，為何這個疾病仍然會發生在自己身上？

　　其實，目前醫界對於絕大多數病人罹患大腸直腸癌的原因是不明的，或者應該說可能的相關因子太多，除了已知的原因之外，還有許多像是環境污染、食物添加物、個人生活型態等，難以掌握的可能影響因素。以致於醫學界對這件事的成因尚沒有完整明確的了解，自然也不會有一勞永逸的方法可以預防它發生。

・年齡因素──四十至四十五歲開始

　　「年紀」是大腸直腸癌最大的危險因子，也就是說，大腸直腸癌好發於年紀大者。根據統計，一般人從四十至四十五歲開始隨年紀增加而罹病風險上升，於七十歲時達到高峰，至於男性和女性的疾病發生率方面，兩者並無明顯的差異。

・「瘜肉─腺癌」──需要五到七年的時間

　　雖然大部分的大腸直腸癌形成原因不明，不過目前醫學界的共識是，大多數的大腸直腸癌都是從瘜肉（也就是良性腺瘤）轉變而來，這個轉變的過程並非在短時間內會形成，一般認為需要五到七年的時間。

　　這個所謂的「腺瘜肉─腺癌」演變理論，是目前醫學界認為大腸直腸癌的主要成因，研究顯示，這是個「多重因素」所造成的結果，包括基因、環境、飲食含致癌因子以及腸道發炎性疾病等，都會引發腸黏膜細胞的不正常生長、以致發生癌化。

病人在接受大腸鏡檢查時將瘜肉切除，被認為可以降低癌症的發生率，就是基於這樣的理論。同樣的，這個理論認為大腸良性腺瘤不會在短時間內轉變為癌症，所以一旦病人接受大腸鏡檢查切除了所有發現的瘜肉後，會建議病人間隔五年再接受大腸鏡檢查。

「瘜肉」轉「腺癌」的演變過程

大腸直腸粘膜增生⇨良性腺瘤形成（管狀瘜肉⇨管狀─絨毛狀瘜肉⇨絨毛狀瘜肉）⇨腺瘤細胞變性（低度變性⇨中度變性⇨高度變性）⇨腺癌形成。

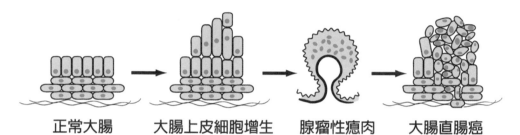

正常大腸　　　大腸上皮細胞增生　　　腺瘤性瘜肉　　　大腸直腸癌

在正常的大腸粘膜層上發生細胞增生後，會變成腺瘤性瘜肉，之後原本良性的細胞發生變性，慢慢轉變成為惡性腺癌，一般認為這樣的過程需要五年的時間。

·原生癌──成因不明，早期不易發現

一個來自日本的理論，則認為除了從良性腺瘤轉變而來的癌症以外，有另一種大腸直腸癌是從病灶一發生就是癌症，並沒有良性腺瘤的階段，稱為「**原生癌**（De novo Cancer）」。這種癌症的成因不明，除非藉由具有放大功能的大腸內視鏡定期檢查，要不很難早期發現。

臨床上，的確會有病例在短時間內演變出癌症（譬如說，去年大腸鏡檢查正常，但今年因為出現不適症狀就診，被發現有大腸癌），但是，是否就是這種罕見的癌症成因？並沒有明確的證據支持這樣的說法。到目前為止，不管是從公衛學的角度，或是臨床實務上來說，並不建議一般民眾每年接受大腸鏡檢查。

· 飲食與生活型態——過度攝取紅肉、纖維攝取不足、肥胖、缺少運動

流行病學的研究發現，過度攝取紅肉和動物性脂肪、纖維攝取太少，少吃蔬菜水果等，和發生大腸直腸癌有關。至於生活型態方面，抽菸、喝酒、肥胖、靜態生活習慣、或是越來越被重視的所謂「三高」代謝性症候群，同樣也會增加發生大腸直腸癌的風險。

有許多研究指出「第二型糖尿病」和罹患大腸直腸癌有很高的相關性，這兩種疾病有許多共通的危險因子，如肥胖及缺少運動。

**· 潰瘍性大腸炎與克隆氏症
　　——增加罹癌的機率**

有兩種發生在大腸的發炎性疾病（Inflammatory Bowel Disease, IBD），也被認為會增加罹患大腸直腸癌的機率，分別是潰瘍性大腸炎（Ulcerative Colitis）和克隆氏症（Crohn's Disease），其中「**潰瘍性大腸炎病人**」罹患大腸癌的機率會較一般人高達約 30 倍，而「**克隆氏症病人**」的機率則高出 2 至 5 倍。

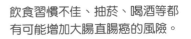

飲食習慣不佳、抽菸、喝酒等都有可能增加大腸直腸癌的風險。

臨床上讓病人和醫師都困擾的是，這兩種大腸的發炎性疾病都無法被根治，只能「終生靠藥物控制症狀」，潰瘍性大腸炎的病人需要「每 1 至 2 年定期接受大腸鏡檢查」，以早期偵測癌症的發生，早期治療。

所幸這兩種疾病較常見於西方白人族群，在東方國家並不常見。

大腸直腸癌與遺傳的關係

文／黃一平、陳建志（大腸直腸外科・主治醫師）

　　大腸直腸癌發生的原因有很多，其中又以環境占相當重要的地位，但仍約有百分之二十的大腸直腸癌其發生與基因遺傳有關。家族如有罹患大腸直腸癌病史，應定期至醫院檢查，及早發現、治療，增加治癒率。

遺傳性大腸直腸癌——家族遺傳傾向約占百分之二十

　　當病人得知自己罹患大腸直腸癌時，最常詢問的一個問題之一，便是這個疾病會不會傳給下一代？自己的子女該如何小心預防或是早期發現？其實，大多數的大腸直腸癌皆為獨立個案，也就是說，致病原因並不是因為上一代留下的基因遺傳，這樣的病人約占75％。

　　另有20％的大腸直腸癌，雖然具家族遺傳的傾向，但目前醫學界尚找不到致病的突變基因，被證實的**遺傳性大腸直腸癌症候群**約占6％，其中**家族性多發腺瘤症**（Familial Adenomatosis Polyposis, **FAP**）占1％，另一種是所謂的**遺傳性非多發瘜肉性大腸直腸癌**（Herediatary Non-Polyposis Colorectal Cancer, **HNPCC**），占了5％。

　　雖然，大部分的大腸直腸癌是散發性的，然而**FAP**與**HNPCC**卻是「顯性體染色體」遺傳的疾病，也就是說，病人的子女有50~100％的機率會遺傳到此發生突變的基因。前者是因為先天上第五號染色體上的抑癌基因 APC gene（adenomatous polyposis coli）已發生突變，它所轉譯的蛋白產物可能會失去正常功能，造成細胞病變以致於產生大腸瘜肉及癌症；而後者則是源自於 DNA 複製時發生的微細配對錯誤，故又稱「配對錯誤修補基因」（Mismatch repair genes, MMR）；其中 hMSH2 或 hMLH1 的缺陷約占 HNPCC 的 70~90％，hPMS1 或 hPMS2 的缺陷約占 HNPCC 的 10~20％。當 DNA 複製時發生了微細配對錯誤，而細胞又無法有效的修補這些 DNA 時，細胞內會堆積一些長短不一的 DNA 序列，即所謂的高度微衛星不穩定性（microsatellite instability, MSI-H）的現象，造成抑癌基因如轉化生長因子 β 受體II型的（TGFβ II）產生突變，於年輕時（約45歲）發生癌症。

家族性多發腺瘤症（FAP）——罹癌率百分之百

這種疾病的患者大腸內會有超過百顆的瘜肉（腺瘤）。這是一種顯性遺傳疾病，致病相關原因是來自於 APC 基因的突變。帶有此致病突變基因的病人，一般來說在十五歲之前，就會有約 50% 的病人會開始產生腺瘤，首先是先出現在「**左側大腸**」和「**直腸**」，之後慢慢擴及整個大腸直腸。

根據研究顯示，這些病人終其一生，罹患大腸直腸癌的機會是百分之百，瘜肉演變成為癌症的的年齡中位數約為三十九歲，但是也有約百分之七在二十一歲前就發展成為癌症。

另一種**多發瘜肉症 aFAP**（attenuated），同樣是顯性遺傳，但是由於基因突變的位置不同，所以臨床的表徵也有所差異。這群病人大腸裡平均約有 30 個腺瘤而已，而且發生位置較常見於「**右側大腸**」。瘜肉開始產生的年紀也比較晚，約為二十五歲，不過罹患大腸直腸癌的機會一樣是百分之百，疾病發展成為癌症的時間也會延後約 12 至 15 年。

長期接受追蹤和監測

對於 FAP 病人的治療，在瘜肉發展成為癌症之前，將所有的大腸直腸切除是唯一可以阻止癌症發生的方法，但是什麼時間該建議病人接受手術，並沒有一定的準則，相關的決定因素也很多，尤其是這項手術過後，即使病人保留住肛門的功能（某些病人會需要永久性人工肛門），但是因為失去了大腸和直腸，所以排便習慣會非常的困擾，甚至影響原本的生活型態和工作選擇，所以醫師考量的問題層面很多，包括：家人或是環境的支持度如何？瘜肉大小和增加的速度等。

所以我們會建議病人應儘量與「**同一位**」醫師保持良好的合作溝通，讓醫師可以掌握病人的情形，在最佳時間做出手術的建議。

家族性多發腺瘤症（FAP）是一種症候群，也就是說，病人除了有大腸瘜肉變成癌症的困擾外，還會有其他良性和惡性的疾病可能發生，包括甲狀腺癌、胃部多發性瘜肉、骨瘤、類結締纖維瘤、壺腹癌或是眼底色素沉積等。其中有些疾病沒有任何傷害性，有些則是會危及生命。因此，即使接受手術切除了大腸直腸，病人仍須長期接受追蹤和監測。

遺傳性非多發瘜肉大腸直腸癌（HNPCC）

這也是一種顯性遺傳的疾病，病人的大腸內常伴有數個或多個瘜肉，但個數不像 FAP 那麼多，這種大腸直腸癌症的特色是好發於「**右側結腸**」、細胞分化較差、具有微衛星序列不穩定（microsatellite instability, MSI-H）、腫瘤易有淋巴球浸潤，但相較於大多數的單發性大腸直腸癌來說，HNPCC 的病人預後較佳，此外，家族成員除了有大腸直腸癌外，也會有其他的癌症可能發生，包括子宮內膜癌、卵巢癌、胃癌、肝膽癌、小腸癌，輸尿管或腎盂的移形細胞癌。

臨床上診斷此病症主要依賴家族病史，最重要的診斷準則是「**阿姆斯特丹準則**」——

1. 家族中至少有三位親屬罹患大腸直腸癌。

2. 其中一位必須為另外兩位的一等親，而且至少影響連續兩代。

3. 其中有一位成員被診斷為大腸直腸癌時的年齡在五十歲之前，而且必須排除家族性多發腺瘤症。

定期接受檢查——留意大腸癌之外的癌症

由於以上的準則並沒有考慮大腸之外的疾病表現，而且在家族成員不多時其敏感度甚低。所以後來有了所謂的「**貝塞達準則**」（Revised Bathesda's criteria）產生，準則內容擴及大腸直腸癌之外的癌症，也加入了基因學相關的檢驗內容。不過目前臨床實務上，仍以較為簡略的「**阿姆斯特丹準則**」使用率較高。由於此家族遺傳癌症症候群的診斷，非常依賴家族病史的記載，臨床醫師如果沒有仔細詢問，常常會錯失診斷的時機。

另一方面，一旦病人被告知是 HNPCC 的家族成員，請務必要終身接受大腸鏡的定期檢查之外，也要注意上述提到的其他癌症（女性成員則需常規接受婦科篩檢）。

遺傳基因檢測的必要性——基因諮商

目前台灣地區並沒有提供常規基因篩檢的醫療院所或是商業機構，因為基因的檢測並沒有所謂的正常值，即使檢驗出來相關的基因確有變異，也不一定會發病（APC 基因的突變例外），在此要特別強調的不是基因篩檢，而是「**基因諮商**」的重要性。

「基因諮商」必須要多位家族成員參與，提供充分的家族病史資料，由諮商師（或是醫師）來判讀，之後給予相關的家族成員後續定期檢驗的建議，這才是臨床上可行的方法，貿然單獨接受基因檢測，可能造成受檢者的不必要的擔憂，或是接受了過度的醫療。

家族中曾罹患大腸直腸癌——家族成員罹病風險增加

還有一群大腸直腸癌病人，雖然沒有被發現相關遺傳突變的基因，但是在臨床上發現有強烈的家族史。臨床上我們可以觀察到，家族中有親屬罹患大腸直腸癌的話，相關家族成員罹病的相對風險也會增加。

一般而言，**家族中有 1 位一等親罹患大腸直腸癌，則本人罹患的機會相較於一般人來說，會上升 2~4 倍；若有 2 位一等親罹病則機率提高至 3~6 倍**（如下表）。因此這些有高危險因子的家庭成員應及早接受全大腸的檢查。

家族史	大腸直腸癌相對風險	在79歲前得大腸直腸癌的絕對風險
無家族史	1	4%
一位一等親患大腸直腸癌	2.3	9%
一位以上一等親患大腸直腸癌	4.3	16%
一位一等親患大腸直腸癌時年紀小於45歲	3.9	15%
一位一等親患大腸直腸瘜肉	2.0	8%

肛門指診

文／朱俊合（大腸直腸外科・主治醫師）

大腸直腸癌初期大都沒有症狀，而醫師在聆聽病人的主訴之後常會借助一些檢查工具，以確定癌症的存在，甚至分期。而完整確實的肛門指診，除了可以偵測直腸腫瘤外，還可以發現許多其他的訊息，包括肛門周圍發炎性疾病的偵測、男性攝護腺的檢查，或是女性骨盆腔的疾病等。

認識肛門指診

許多民眾一聽到要肛門指診，總會露出羞愧的表情，甚至斷然拒絕，然而「**肛門指診**」是診斷肛門直腸疾病最簡單且最有效的方法，而且食指可檢查到約離肛門口十公分以內的直腸癌，約占所有大腸直腸癌的 10%，因此肛門指診是必要且重要的檢查。也許檢查過程中病人會覺得不太舒服，不過肛門指診對直腸癌的診斷的確具有相當的價值，因為，大部分的直腸癌都是在醫師手指可以達到的範疇。

檢查相關注意事宜

一般來說，檢查過程中，病人會覺得非常不舒服，有的病人甚至會有強烈的便意感，尤其是年輕男性，因肛門括約肌強度較緊，不舒服的程度也會隨之上升，所幸檢查時間並不長，一般僅持續約 10 ～ 20 秒之間。

・**檢查前**：檢查進行時，醫師會請病人「左側臥」，病人需將褲子半脫至膝，露出臀部及肛門，兩腿併攏屈膝於腹前，臀部盡量靠向檢查台邊緣。

病人成左側臥的姿勢，以方便醫師做肛門指診的檢查。

・**檢查時：**醫生會先詳細檢視病人的肛門周圍，觀察表皮是否健康，有無贅皮、痔瘡、膿液分泌口或是異常凸起物。緊接著醫師會將檢查部位抹上潤滑劑充分潤滑後，以食指插入病人肛門內，除了可感覺肛門直腸內有無硬塊及壓痛點外，骨盆腔內的器官如子宮及攝護腺亦需檢查，此外腹膜前凹處及直腸外兩旁有無異常腫塊，亦是檢查的重點。

待食指探查完畢後，再配合拇指以兩指方式檢查肛管周圍有無硬塊。

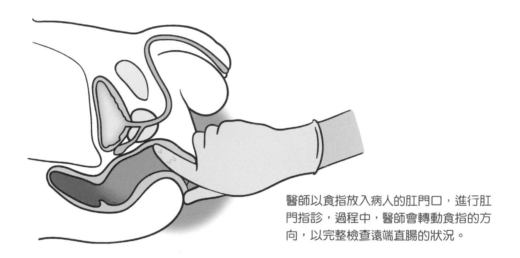

醫師以食指放入病人的肛門口，進行肛門指診，過程中，醫師會轉動食指的方向，以完整檢查遠端直腸的狀況。

血液腫瘤標記檢查

文／朱俊合（大腸直腸外科・主治醫師）

　　腫瘤指標一般可用來對某些腫瘤進行偵測、診斷或是分期。但是不能單憑腫瘤指標升高就診斷有腫瘤發生，必須同時配合其他影像學的評估，最後依據病理組織切片的結果方能確認診斷。

認識腫瘤指數

　　腫瘤指數是指身體內某些疾病發生時，例如癌症，細胞會分泌較多的「不正常」蛋白質或是多醣體進入血清裡面，用儀器去測定這些物質的量，稱之為**腫瘤指數**，這些物質身體裡原本就有，但是在有疾病存在的情形下，數值可能會超過一般人的參考值（或稱正常值）。

　　常用於大腸直腸癌的腫瘤指數是**癌胚抗原**（Carcinoembryonic antigen, **CEA**）及**癌相關抗原 19-9（CA19-9）**，然而癌胚抗原並不是一個特異性高及敏感性高的檢查，常有民眾以為癌胚抗原指數正常，就沒有大腸癌；或是癌胚抗原指數異常，就是罹患大腸癌，這是個錯誤的觀念。因為只有 50 至 80％的大腸直腸癌病人的癌胚抗原會升高，而且吸菸、慢性阻塞性肺病、非小細胞肺癌、慢性肝炎、肝硬化、其他消化道癌症及乳癌也會造成癌胚抗原上升。

　　因此，癌胚抗原並不適用於癌症篩檢或是診斷早期癌症。它主要是作為癌症治療後的追蹤指標，如果病人在接受治療前的指數是高於正常值，而在接受治療之後指數逐漸下降，代表治療有效果；如果追蹤的過程中指數逐漸上升，則代表病情沒有獲得控制或是復發。

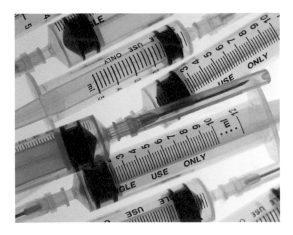

一般來說，癌胚抗原（CEA）及癌抗原（CA19-9）兩種相關的癌症指數會在治療結束後，追蹤期中定期檢驗，約 3 至 6 個月檢測一次，有時數值上升時也並不代表疾病確定復發，通常會需要在一個月後再檢查一次，若指數呈持續上升的現象，才需審慎考量安排其他進一步的檢查，來確認指數上升是否和疾病復發相關。

因此，民眾並不需要過度執著於單一數值的高低，應由醫師依照臨床的判斷給予必要的檢查。

血液腫瘤標記解讀

項目	參考值＊	可能原因
CEA	＜5.0ng／mL	・ 大腸癌、胰癌、胃癌、肺癌、乳癌、甲狀腺髓質癌。 ・ 非惡性化病灶：抽菸、消化性潰瘍、發炎性大腸病、肝硬化、慢性肺疾病、胰臟炎、甲狀腺功能低下等。
CA19-9	＜37U／mL	・ 大腸癌、胰癌、膽管癌、胃癌等。 ・ 非惡性化病灶：慢性非酒精性肝疾病、慢性胰臟炎、糖尿病、間質性肺疾病等。

註：＊參考數值依各醫院所訂定數值為準

大腸內視鏡檢查與乙狀結腸鏡檢查

文／陳建志（大腸直腸外科・主治醫師）

　　大腸直腸的檢查方式有許多種，除了「X光影像學檢查」以外，「大腸內視鏡檢查」是可以提供檢查者清楚的直接目視影像，而且具有許多附加功能的檢查方式。但由於這項檢查具有侵入性，加上人體大腸直腸的結構有多處彎曲，所以病人在沒有麻醉的情形下接受檢查時會感覺非常不舒服，難免產生恐懼感而卻步。

　　我們希望藉由以下的說明，讓讀者對大腸內視鏡檢查有更多的認識。

認識大腸鏡檢查

　　顧名思義，所謂「**大腸內視鏡**」，就是指對大腸直腸的管腔內部，直接的以視覺影像來做檢查。檢查的工具是一條長約 120 至 150 公分的軟式內視鏡，探頭的部位除了有可轉動精密的光學鏡頭外，同時還有一個可以伸入輔助工具的管道口。

　　內視鏡在腸道內前進時，為了將管腔撐開以便檢驗，會不斷灌注氣體進去（一般為空氣或是額外準備的純二氧化碳），同時藉由探頭發出的主動光源照明，鏡頭將攝錄所得的影像經由電腦主機處理過後，將放大的腸道內部影像呈現在螢幕上。

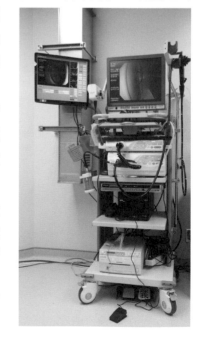

　　大腸內視鏡可以檢查到的腸道範圍包括所有的大腸直腸，甚至可以深入到部分的末端迴腸。所謂的「**完整大腸鏡檢查**」是指檢查深度到達大腸與小腸的交界處，或稱為盲腸的位置。

　　藉由大腸內視鏡可以發現的疾病包括——大腸瘜肉、大腸憩室、腸粘膜血管異常增生、大腸惡性腫瘤…等。同時藉由大腸鏡上的工具管道，可以對上述的病灶採取治療的步驟，譬如：瘜肉切除、燒灼止血、或是對疑似惡性的腫瘤組織採樣。

基本上來說，醫學上任何的侵襲性步驟都會有相關的風險性，大腸內視鏡檢查也不例外，尤其是合併上述的治療性步驟時，產生併發症的機率也會隨之上升。

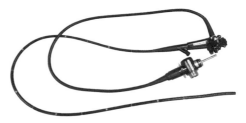

大腸鏡檢查的工具是一條120至150公分的軟式內視鏡。

接受大腸內視鏡所可能產生腸道破裂，或是出血的風險，機率約為萬分之六至百分之三之間。影響風險機率高低的因素很多，從腸道是否準備完全、腸道的彎曲度、是否有腫瘤、是否做瘜肉切除以及醫師的操作技術成熟度都有相關。

所以臨床上當醫師建議病人接受大腸鏡檢查時，都會依據每個病人風險程度不同，做相關的檢查前解釋。

大腸鏡最新進展──EMR／ESD切除術

近年來，在大腸內視鏡下切除較大的瘜肉，甚至是原位癌的方法（稱為 Endoscopic Mucosal Resection, EMR（**內視鏡黏膜切除術**）及 Endoscopic Submucosal Dissection, ESD（**內視鏡黏膜下切除術**）也慢慢的開始興起，這些方法源自日本，除了仰賴各式高科技的器材外（譬如：放大內視鏡、在粘膜下注射玻尿酸、各種不同材質的刀片…等），操作醫師也必須具備絕佳的技術和耐心。

這個方法的確讓某些傳統上必須接受腸道切除的病人，免除了手術帶來的風險，但是這個方法本身除了也是有較高的併發症機率之外，也並不適用於所有的病人，所以當醫師建議採用以上方法時，請務必與醫師做進一步的詢問與討論。

檢查前的準備

將腸道裡的糞便清除乾淨，是達成完整有效的大腸內視鏡檢查的必要條件。在檢查前服用藥物將腸道裡的糞便排除乾淨，一般稱為「**腸道準備**」。

每家醫院所訂定的腸道準備流程並不一致，以下為本院在做大腸內視鏡檢查前的腸道準備方法──

·檢查前一日

時間	注意事宜
早餐及午餐	使用「低渣食物」，避免高纖以及油炸等不易消化的食品。
中午12點過後	只能食用無渣飲料，禁止牛奶、養樂多、以及顏色較深的飲料。
晚上六點時	將45ml的Fleet（商品名）加飲料或水300ml在30分鐘內喝完，之後應補充水分約1,000~1,500ml，同時配合服用消脹氣藥丸兩顆。

·檢查當天

時間	注意事宜
早上5~7點時 （配合當天檢查時間）	將30ml的Fleet（商品名）加飲料或水200ml務必於30分鐘內喝完，並同時配合服用消脹氣藥丸兩顆。

■■ 可食的低渣食物選擇表

食物類別	可食的食物
奶類及其製品	無
肉、魚類	去皮、筋的燉肉，如絞碎、剁碎、煮爛的瘦肉、魚等。
蛋類	蒸蛋、水煮蛋，避免油炸、油煎等方式。
豆類及其製品	加工精緻的豆製品，如豆漿、豆腐、豆花等。
五穀根莖類	精緻的穀類及其製品，如米飯、稀飯、麵條、土司。
水果類	各種過濾果汁。
蔬菜類	各種過濾蔬菜汁。
油脂類	各種植物油、動物油及其製品，但要避免過於油膩，以清淡為主。
點心類	清蛋糕、餅乾。

認識無痛內視鏡檢查

大腸直腸的解剖學構造上有許多彎折處，大腸內視鏡在管腔內前進時，由於異物對腸道壁的擠壓和所灌注的氣體，可能會引起病人很劇烈的疼痛和腹脹感。為了減少病人在檢查過程中的不適感，目前大部分的醫院會建議病人接受所謂的「麻醉」。

然而，接受內視鏡檢查過程中的「**麻醉**」，和一般大眾所熟知的手術麻醉並不相同。簡單來說，內視鏡檢查的麻醉主要是希望藉由靜脈注射的藥物達到三個目的——進入熟睡、減低疼痛感以及忘記檢查過程中的不愉快感。

麻醉前和過程中都需要麻醉醫師及麻醉護理人員的評估和監測，以保障病人安全。且由於目的不同，所以病人在接受內視鏡檢查的麻醉時，並不會像接受手術時的全身麻醉一樣完全昏迷，病人在檢查過程中，基本上是可以遵照醫師的指令（如：翻身），也會對痛覺有反應，但是在檢查完成後對這段記憶會很模糊或是完全喪失。

認識乙狀結腸鏡檢查

硬式乙狀結腸鏡是一個相當古老的檢查工具，主要的好處是方便醫師在門診用來做初步的檢查，或是用來測量某些直腸癌與肛門口的確切距離，目前多採用「**軟式大腸內視鏡**」取代。

一般來說，大腸內視鏡只深入到距離肛門口 60 公分處，便稱為「**軟式乙狀結腸鏡檢查**」，通常是針對症狀上較傾向於懷疑病灶位在左半側大腸的病人。

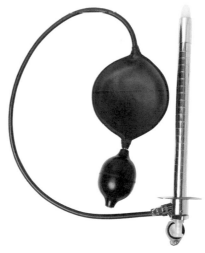

硬式乙狀結腸鏡檢查約20公分長，方便醫師在門診做初步的檢查。

下消化道X光攝影

文／林湘怡（放射診斷科‧主治醫師）

　　「下消化道攝影」是針對大腸的特殊X光檢查，其檢查的範圍包括直腸、乙狀結腸、降結腸、橫結腸、升結腸、盲腸及闌尾。主要是藉由「鋇劑」的襯托、空氣的對比以及利用各種角度的X光攝影，而清楚完整地看到大腸管腔和黏膜的變化。

認識下消化道X光攝影

　　下消化道X光攝影是針對大腸與直腸進行的X光檢查，用於診斷影響大腸功能的疾病。經由肛門將一軟管放入直腸，緩慢注入鋇劑，接著注入空氣將腸道撐開，因在腸道內的鋇劑會阻擋X光穿透，而將腸道內壁的變化在X光攝影下顯現出來，找出腸道狹窄、發炎或憩室的位置。此項檢查亦可幫助改善腸套疊的症狀。因此，當病人有大便習慣改變、貧血或不明原因的體重減輕時，醫師會利用此項檢查來診斷病因。

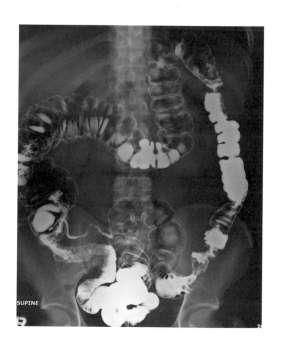

檢查相關注意事宜

　　下消化道X光攝影檢查過程可能會有些不舒服，但通常不會持續很長時間。較多受檢者抱怨做下消化道X光攝影檢查，最不舒服的反而是檢查前，進行腸道清潔的部分。很多人不喜歡瀉藥的味道，喝大量的水也很難受，頻繁的排便更是累人。

有些人於檢查結束後仍會感覺肛門部位不舒服，這時可以利用「溫水坐浴」或「局部塗抹麻醉藥膏」緩解不適症狀。

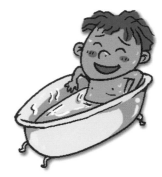

下消化道攝影檢查結束後若感覺肛門部位不舒服，可利用溫水坐浴，緩解不適。

・**檢查前：**在進行檢查之前需要徹底清除大腸的糞便，因為即使是少量的糞便也會影響檢查的準確性。一般建議在檢查前1至3天改吃流質飲食，然後在檢查前一天傍晚開始服用瀉藥來清空你的腸子，直到排出的是澄清的液體沒有任何糞便顆粒為止，建議服用瀉藥後仍要大量補充水分（約800～1,000 cc）以避免產生腹痛、脫水或電解質不平衡的症狀。

・**檢查時：**整個檢查的進行需時約30～45分鐘。

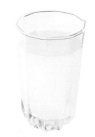

服用瀉藥後仍要補充大量水分，以避免產生腹痛、脫水等症狀。

1. 剛開始檢驗師會請受檢者趴在透視攝影機的檢查台上先照一張腹部X光片。

2. 然後請受檢者向「左側睡」，膝蓋朝向腹部彎曲使身形如「蝦米」一般，護士會在受檢者的肛門附近塗抹含止痛藥的潤滑劑，然後輕輕的將一軟質灌腸管插入到受檢者的直腸，接著請受檢者再轉回「趴睡」的姿勢，同時將檢查台頭側高度下降使你的頭部高度略低於腳，讓鋇造影劑慢慢流進受檢者的結腸。

3. 這時為了避免鋇劑流出肛門，醫護人員會建議受檢者收緊肛門括約肌，或採取緩慢地深呼吸也可能有幫助。有時醫生會將灌腸管末端的小氣球打開以幫助受檢者將鋇劑留在腸道內，或可能會給予注射藥物，以減輕腸道抽筋的現象。

4. 這時醫生會從X光透視顯示器螢幕上觀察銀劑的流動，同時會要求受檢者轉向不同的方位，並且調整頭部的高度，以幫助銀流過大腸，並從不同方向（側面，正面和背面等等）照相。

5. 當檢查完成後會立即移除「灌腸管」，受檢者可到廁所盡可能排除銀劑與空氣，有些受檢者可能需要在排便之後再照一或兩張額外的腹部X光片。

· **檢查後：**檢查結束後，請恢復正常飲食，同時建議要多喝液體，以補充因腹瀉流失的水分與電解質，並幫助排出剩餘的銀劑清除腸道。檢查後 1 至 2 天的大便可能會暫時呈現白色或粉紅色，請不要擔心。

注意事項

下消化道 X 光攝影是一項相當安全的檢查，極少數的受檢者可能發生腸阻塞、發炎、結腸肉芽腫或腸穿孔等併發症，其中又以「腸穿孔」是一種較為嚴重，但非常罕見的併發症。此種情況多半可能因為受檢者本身的腸壁因發炎性腸道疾病、潰瘍性結腸炎或克隆氏症等變薄或已有小傷口破損，以致於灌腸的壓力使脆弱的腸壁破裂，使得腸內容物與銀劑流入腹腔。若不立即治療就會引發腹膜炎，因此需要緊急手術治療。

檢查結束後若出現嚴重腹痛、出血、2 天後仍未排便、發燒等症狀，必須儘快與醫師連絡並回醫院檢查。

電腦斷層攝影

文／林湘怡（放射診斷科・主治醫師）

　　所謂的「電腦斷層攝影」就是將 X 光球管環繞著人體掃描取得資料後，經過電腦重組的影像。它可以將身體每個部位精確的構造影像呈現於電腦螢幕上，是一項既安全又快速，而且疾病診斷準確性高的檢查。

認識電腦斷層攝影

　　電腦斷層攝影是藉由連續的 X 光掃描身體，因不同組織器官對 X 光的吸收程度不同，而得到連續的影像，精確顯現身體內部不同層面構造的變化，那機器很像一個大型的甜甜圈，受檢者平躺在甜甜圈中心的平台上緩慢前後移動接受掃描；整個檢查過程約需 10 ～ 20 分鐘，是一項既安全又快速的檢查。

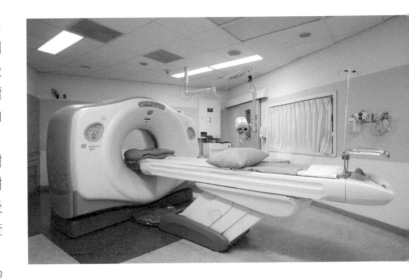

　　以目前主流的「**多層螺旋電腦斷層掃描儀**」為例，在短短數分鐘之內，即可得到平面與 3D 空間立體影像，可用於診斷癌症與決定癌症期別，或察看癌症是否已經擴散或復發，有時則用來評估治療效果，也可以引導切片用的細針或其他局部治療的工具到達身體的正確位置。

　　一般而言，大腸直腸癌的病人，治療前需接受「**胸部電腦斷層攝影**」與「**腹部電腦斷層攝影**」以決定癌症期別；治療完成後則至少連續三年，每年皆要再接受一次**腹部電腦斷層攝影**，以察看是否癌症有擴散或復發的現象。

電腦斷層攝影是由放射技師負責掃描，護士會陪伴在受檢者身旁照顧，並且給予藥物，而照相的結果則是由放射科醫師判讀，進一步並與醫療團隊的其他科醫生一同討論，幫助病人決定治療的方針。

電腦斷層攝影為了增加不同組織或病灶之間的對比差異，掃描時常會給予受檢者含碘顯影劑。顯影劑可用不同的方式給予——由靜脈注入或稀釋後由口喝入或注入直腸，90%以上的顯影劑通常會在24小時內經過腎臟由尿液排出，如果受檢者的腎功能不好，可能會因藥物的延遲代謝，而對腎臟造成傷害。所以，做電腦斷層檢查前一定要確定病人的腎功能沒有問題。

禁忌

如果已經或可能懷孕、有藥物過敏反應的病史、哮喘、多發性骨髓瘤、甲狀腺疾病、心臟病、糖尿病或腎臟問題等，請務必在安排檢查前告知醫師與檢查人員，因為可能不適合接受此項檢查。

・**檢查前**：有可能在檢查前需要調整藥物使用，或調整含碘顯影劑的劑量，也有可能被要求在掃描的4至6小時前，不能吃任何固體食物，或者需要服用瀉藥或灌腸以清潔腸道。受檢者在檢查前須取下身上的首飾，脫掉衣服換穿檢查服。

・**檢查時**：在檢查過程中，受檢者將平躺在環形掃描儀中央的檢查台上，逐漸滑入掃描儀，接著掃描儀會繞著受檢者的身體轉動照相。在掃描過程中，受檢者將獨自在掃描室內，但放射技師與護士會通過一個窗口看著受檢者，可以透過雙向對講機與工作人員交談。

整個檢查過程中，不會有疼痛，只是在注射顯影劑時的注射部位會感到些微刺痛，同時身體會有一陣溫暖的感覺或嘴裡有金屬味。

· **檢查後：**做完檢查後，建議喝大量的液體，以促進含碘顯影劑排出身體。

注意事項

有些人有幽閉恐懼症，在掃描儀內可能會感到緊張，必要時可以先服用或注射鎮靜劑來幫助放鬆。

電腦斷層攝影雖然是一項安全且精密的檢查，但是受檢前仍需要與醫生充分討論——為何需要作這項檢查、有什麼風險、醫師想達到什麼目的，當發現異常時將意味著什麼，以了解本次檢查的必要性。

在此要特別提醒大家，近年來許多醫院以全身電腦斷層攝影掃描當作例行性健康檢查的項目之一，做此影像檢查後往往會導致更多不必要的檢查，也可能接受不必要的手術，而且可能因不必要的輻射曝露，增加罹患癌症的機率。國際醫界的絕大多數共識是不建議以電腦斷層掃描做為健康檢查常規項目。

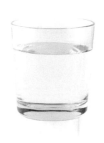

做完電腦斷層檢查後，記得大量補充液體促進顯影液排出。

核磁共振攝影

文／林湘怡（放射診斷科·主治醫師）

　　「核磁共振攝影」對直腸癌的臨床期別——T 期別（腫瘤侵犯腸壁深度）和 N 期別（周遭淋巴結轉移與否）有較好的鑑別力。雖然，電腦斷層對 N 期別的確也有不錯的準確度，但是在 T 期別方面，尤其是對 T2 或 T3 的鑑別，都不及核磁共振攝影來得準確。研究統計顯示，核磁共振攝影對 T 期別準確度高達百分之八十，對 N 期別的準確度也高達百分之七十以上，其準確度都比電腦斷層來得高。

　　術前判斷直腸癌臨床期別很重要。醫師會根據這個判斷來決定要直接手術切除或需先接受放射治療與化學治療之後再做手術。核磁共振攝影也可以協助評估治療的效果。再者，若醫師懷疑病人腦部、脊椎或骨骼肌肉有疾病轉移，則核磁共振掃描能提供較精密的影像來幫助診斷。

認識核磁共振攝影

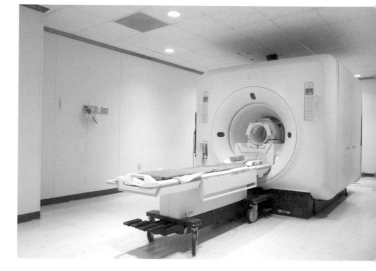

　　核磁共振攝影（MRI）如同電腦斷層攝影，可為體內的不同組織提供了精細的圖像。MRI 掃描則是使用無線電波和強力磁場代替 X 射線；因人體內的許多分子都含有氫原子核，這些氫原子核本身又具有磁場特性，如同一個小小的磁鐵。

　　此項檢查是把病人置於強大且均勻的靜磁場中，再利用特定的射頻無線電波脈衝，激發人體組織內的氫原子核。改變體內氫原子核的旋轉排列方向，原子核就會釋放吸收的能量，能量釋放後放出電磁

波訊號，因身體內不同組織分子成分不同，釋放出的訊號就不同。再經由電腦的運算將這些不同的變化轉換成圖像模式，不同的軟組織在影像上會產生比電腦斷層攝影更好的對比。

檢查相關注意事宜

核磁共振掃描的檢查時間通常需要 30 分鐘至 1 小時。一般核磁共振掃描是由放射技師負責掃描，護士會陪伴在受檢者身旁照顧，並給予藥物，而照相的結果由放射科醫師判讀，並與其他科醫生一同討論，幫助醫療團隊為病人決定治療的方針。

> ### 禁忌
>
> 此項檢查對身體的移動非常敏感，若有移動現象時很容易產生假影，所以不適合可能無法自制的躁動或危急的病人。有些早年的心律調節器、金屬性人工心臟瓣膜、各類電子傳導器、腦動脈瘤手術夾等裝置可能會受到磁場干擾，因此病人若有這些裝置時，須確定這些裝置是否適合進行核磁共振掃描，檢查前請務必告知醫師相關訊息。

· **檢查前**：檢查前需要把身上的金屬物品如手錶、項鍊等拿除，以避免干擾訊號甚至對病人造成傷害。此外，若是進行腹部核磁共振掃描時則需空腹 8 小時，但其他部位的檢查則不需空腹。

· **檢查時**：檢查時須平躺或趴在一個類似隧道的機器裡，有些「幽閉恐懼症」的病人會無法忍受，須先給予抗焦慮的藥物或是麻醉之後才能接受檢查。現在有較開放式的 MRI 機器可以幫助解決這個問題，但是圖像解晰度可能會較差。

在檢查過程中，機器會不斷產生嗡嗡聲和點擊聲，受檢者可能會覺得這些噪音令人不安，因此，必要時護士會提供病人耳塞、耳罩或音樂，以幫助緩和這些噪音。

正子掃描

文／黃玉儀（核子醫學科·主治醫師）

　　在被診斷罹患大腸直腸癌後，通常醫師會安排影像學的檢查來得知腫瘤的大小、影響的範圍、局部淋巴結以及其他器官轉移的情況，才能夠決定下一步治療的方式；為了獲得相關的資訊，醫師會依據不同的臨床狀況安排檢查，這些檢查可能包括了X光、超音波、電腦斷層、核磁共振、正子掃描（PET Scan）等等。

　　每一種檢查都有它優缺點，使用的時機也會因臨床的狀況而異，以下將針對「正子掃描」進行詳細的解說。

認識正子掃描

　　所謂的「**正子掃描**」其實是一個泛稱，在不同的檢查目的下，會運用不同的檢查藥物與程序。精確說來，目前廣泛用於大腸直腸癌的正子掃描，是使用放射性同位素氟18標記的去氧葡萄糖（F-18-FDG）所執行的一種正子掃描。這種放射性氟18標記葡萄糖藥物進入人體後，人體的細胞會將它視為一

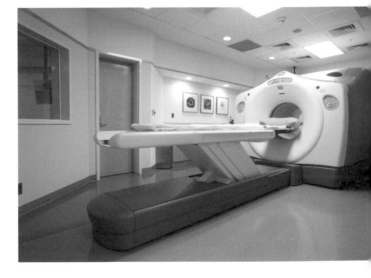

般正常的葡萄糖，所以需要葡萄糖的細胞都會吸收它。而葡萄糖是人體最重要的能量來源，一般而言，代謝率越高的細胞就需要越多的葡萄糖；除了人體器官自然的能量需求外，當細胞產生病態變化時，如：發炎或有腫瘤時，會大幅增加葡萄糖的需求量。依循這樣的原理，我們就可以藉由注射放射性氟—18標記葡萄糖到人體內，觀察異常的葡萄糖代謝狀況，推斷腫瘤影響的程度及範圍，而「大腸直腸癌」就是其中一種。

「正子掃描儀」是針對正子藥物特性而設計的一種掃描儀器。但由於單純的正子掃描是一種反映身體功能的影像，但它缺乏身體解剖結構的細節可供確認病灶位置，所以判讀的正確性會受到限制。所幸後來發展出了搭配電腦斷層設備的正子掃描儀，也就是所謂的「正子電腦斷層掃描儀」（PET—CT scanner），使用正子電腦斷層掃描儀可以使檢查結果更精確，更容易判讀，而檢查所需的時間更是縮短了一半以上。

正子掃描與大腸直腸癌

　　大部分的大腸直腸癌細胞都會比正常細胞吸收更多的葡萄糖，因此可以在正子掃描上被顯示出來。不過由於藥物及儀器的限制，目前小於 0.5 公分的腫瘤還是不容易被偵測到。

　　目前正子掃描在大腸直腸癌的應用主要有兩大類：一為**當病人有肝臟或肺臟的轉移時，正子掃描可用於術前再分期**；二為**偵測不明的復發病灶**。至於病人最初被診斷罹患大腸直腸癌時，尤其是經過傳統檢查並沒有發現有遠端轉移的病人，是否要使用正子攝影作為分期或是進一步檢查的工具，目前並沒有定論，因此未被主流醫界納入臨床常規的適應症之一。

　　由於正子掃描對於肝臟以及其他器官的大腸直腸癌轉移病灶有相當優異的偵測能力，因此非常適合使用在「**手術前**」確認整體的轉移情況。部分的大腸直腸癌病人在就醫初期時就已經有肝臟轉移，若是肝臟轉移的情況並不嚴重，有機會實施手術切除，但前提是肝臟以外的其他器官並沒有癌症轉移。

　　另外有部分病人在大腸直腸癌經過手術切除及其他治癒性的治療後，在追蹤過程中發生侷限性的肝臟或肺臟轉移時，同樣有機會以手術切除再合併其他藥物來治療。適時在手術前，使用正子掃描確認復發的程度及範圍是相當有幫助的。

　　另外，在大腸直腸癌治療後的追蹤期間，有時會因為腫瘤指數的升高而懷疑有復發的狀況，但並不是所有的病人都可以經由一般的影像學檢查找到復發的病灶，而正子掃描已經被證實可以比一般的檢查有更高的機會找到復發病灶，因此若是一般常規的影像檢查不能順利找到復發處時，就應該考慮使用正子掃描。

正子掃描的侷限性

然而，不管哪一種檢查都有它的侷限性，正子掃描也不例外，它的缺點可歸為兩大類——「偽陰性」及「偽陽性」。

·**「偽陰性」**：指的是正子掃瞄檢查無法偵測到實際存在的癌症病灶，原因主要有兩類，一為病灶太小，二為病灶不吸收正子藥物。當癌症病灶小於 0.5 公分時，通常不容易被正子掃描偵測到，而介於 0.5 至 1 公分中間的大小，也可能會因為吸收的正子藥物量太少而難以判讀，最常見的例子就是瀰漫性的腹膜轉移（peritoneal carcinomatosis），常因為這些腫瘤皆為非常小的結節而無法在正子掃描上呈現出來。另外有少數種類的大腸直腸癌細胞甚至不吸收正子藥物，此時正子掃描就完全無法偵測到腫瘤的位置了。

·**「偽陽性」**：在這邊指的是檢查發現的病灶並非癌症病灶，而是其他的病因，最常見的就是感染及發炎。感染及發炎的細胞同樣會吸收正子的葡萄糖藥物，而且吸收的程度可以與癌症病灶類似，因此無法區分。所以當病人同時有感染或發炎的情況時，正子掃描判讀的準確度就可能因此下降。

儘管有以上提到的一些侷限性，但是在適當的時機執行正子掃描，常常可以為臨床醫師提供相當重要的資訊，讓後續的治療更適切。

檢查相關注意事宜

· **檢查前**：需禁食 6 小時；糖尿病人，受檢時若血糖過高，先注射胰島素降低血糖。

· **檢查時**：需靜脈注射氟—18 標記的去氧葡萄糖（F—18—FDG），然後靜躺休息 45 至 60 分鐘後開始掃描，掃描時間約 30 至 45 分鐘，檢查時間會因個人情況而有增減。

如何與你的醫師討論病情

文／陳建志（大腸直腸外科・主治醫師）

　　當聽到醫師告知罹患大腸直腸癌時，我想每個病人和家屬都會覺得驚慌失措，腦海中閃過的念頭會從原本的一片空白，接著開始出現各式各樣的問題——真的是我嗎？有多嚴重？要怎麼治療？生命會受到威脅嗎？…等。

　　過去，病人和家屬對於病情和治療方式的了解，大多是經由醫生解說，而病人最常回答的一句話就是「醫生，一切交給你決定就好了！」。但是，隨著時代的變遷，如今資訊通路發達，病人可以從網際網路、相關書籍、甚至親朋好友的轉述中得到相當豐富的資訊。然而，在這些各式各樣的資訊中，有部分是缺乏科學證據的，甚至是錯誤的，易導致病人對自己病情的誤判，而錯失了接受正確治療並恢復健康的契機。

　　因此，我們希望透過以下的說明，協助病人和家屬在面對疾病時可以做到——充分了解自己疾病的狀況、而能與醫師討論疾病治療的選項及其利弊，以及如何區分所獲取的大量資訊的正確可用性，才能為自己做明智的抉擇。

當被告知罹患大腸直腸癌時

　　癌症的診斷是一件重大又嚴肅的事。雖然，臨床症狀及影像檢查可能高度懷疑罹患大腸直腸癌，但是，最後仍然要有組織學上的確切病理證據，才能下結論。此外，因腫瘤發生位置的不同，不論是評估疾病期別的檢查或治療方式、對生理功能的影響及預後也有很大的差異。所以當被告知罹患大腸直腸癌時，應該詢問醫師以下的問題——

1. 腫瘤位置在直腸還是大腸（結腸）？

2. 癌症的診斷是否有組織切片的病理證據？是哪一種惡性腫瘤呢？

3. 將會安排哪些檢查來評估病情？每項檢查的目的為何呢？

4. 在接受檢查的過程，有特別需要注意的事項嗎？目前的飲食內容需要做調整嗎？

5. 目前因其他疾病所服用的藥物，是否需要做調整呢？還需要到其他專科醫師的門診做相關的身體評估嗎？（病人務必詳盡告知醫師過往的病史）。

6. 下次門診時（或是和醫師見面時），醫師將討論哪些事呢？家人需要在場嗎？

當醫師提供治療方式選項時

治療方式的選擇和疾病的狀況息息相關，不同期別的大腸直腸癌，甚至是同樣的疾病發生在不同人身上（不同年紀、不同身體狀況、不同家庭支持…），都有不一樣的考量點。

最重要的關鍵點是治療的目標定在哪裡？病人和家屬最希望的目標當然是疾病完全治癒，恢復健康。但是這個目標並不是所有病人都能達到，隨著病情的變化，目標可能必須調整為控制疾病進展來延續生命。因此，要決定最適合病人的治療方式，有賴醫師和病人及家屬間的互信以及坦誠且完整的溝通。

以下幾個問題，我們建議病人可以詢問醫師，希望可以增加對病情的理解，也能促進與醫師之間的溝通——

1. 目前癌症的狀況如何？是否有侵犯到周遭器官？是否有轉移至肝臟、或是其他器官？

2. 如有，遠端器官轉移如何證實呢？是否需要做組織切片的病理檢查？

3. 需要接受正子攝影的檢查嗎？

4. 除了醫師提供的第一治療選項之外，是否還有其他的選項可以達到預期的治療目標？

5. 治療過程中身體會有哪些不舒服？可以做些什麼努力來降低這些不適？家人該如何照顧？

6. 身體其他的狀況如何？目前是否有任何其他疾病雖然與大腸直腸癌無關，但是會在大腸直腸癌的治療的過程中對身體有所影響？

與醫師討論手術方式時

對於大腸直腸癌的治療，以手術方式切除病灶是最重要的治療步驟，也是大部分病人所接受的第一項治療。

病人接受手術的目的是為了治療疾病，但是手術本身也會帶給病人一定程度的傷害，甚至可能發生手術併發症，而引發病人、醫師都不樂見的結果。換言之，沒有一種手術是可以保證完全安全無虞的，任何手術都有一定程度的風險。因此，當醫師向病人解釋手術的目的、選項、過程和可能的後遺症時，也一定會告知手術的相關併發症風險。

透過詢問醫師以下的問題，我們希望可以讓病人在接受手術前對即將面對的醫療過程有更清楚的認識，也更能與醫師配合——

1. 手術切除腸道病灶時，將會切除哪一個範圍的腸道？切除這段腸道後，會損失哪些原本的功能？損失這些功能後，日常生活型態會有怎麼樣的改變？

2. 手術過程中和手術後，有哪些比較嚴重的併發症可能發生？發生機率有多少？

3. 手術後會有人工肛門嗎？是暫時性的？還是永久性的？

4. 除了醫師所建議的手術方式之外，還有其他手術方式的選擇嗎？如果有，不同方式間的差異在哪裡？（治療效果、手術範圍、對身體生理功能影響…等）。

5. 疾病狀況適合選擇以腹腔鏡的方式（微創手術）來進行手術嗎？

6. 手術後，除了與腸道相關的生理機能可能受到影響之外，有哪些生理機能（性功能、膀胱功能…等）也可能會受到影響？

當手術完成要出院時

大腸直腸癌的手術治療，除了將病灶切除以外，腸道生理機能的恢復也是非常重要的一部分，而這也是臨床上醫師最難以掌握的，相關的影響因素包括——手術的範圍和內容、術後併發症發生與否、術後進食的狀況、病人既有的慢性疾病（如糖尿病）和營養狀況等，都會影響手術後生理功能的恢復。

當恢復狀況達到許可程度時，醫師便會提供出院回家療養的建議。在這裡要特別強調的是，出院時並不表示疾病完全康復，手術對身體所造成的改變仍有可能在出院後發生變化。再者，回家後的療養除了對身體機能恢復有影響外，也是病人何時可以開始接受後續治療的關鍵因素。

因此，當醫師告知病人可以出院時，我們建議病人詢問以下的問題，以便更了解如何做好居家照護，儘早恢復到原本的健康狀態——

1. 該如何照顧手術傷口？碰到哪些情況時應主動告知醫師？

2. 應該儘量避免哪些種類的食物？關於術後飲食的部分，是否有專業的營養師可以提供諮商？

3. 返家後，應該注意哪些身體的變化（如有無發燒、腹痛、或是排便情形等）？哪些情形下應儘快與醫師聯絡？及哪位醫療人員（有無相關單位電話）是在緊急狀況下，可以尋求幫忙的對象？

4. 何時可以開始服用原本就在使用的慢性病藥物？（如控制糖尿病、高血壓的藥物，或是阿斯匹靈和其他抗凝血劑類的藥物等）。

5. 何時可以恢復日常生活作息（如正常上下班、騎摩托車、久坐或久站等）和運動（如跑步、游泳、打球等）。

6. 何時該開始進行後續的治療（如化學治療、放射治療）？在進行治療前，身體應恢復到什麼狀況？

當治療的效果不如原先預期時

疾病在治療完成一段時間之後復發，是所有癌症病人的夢魘，病人在得知疾病復發時，往往會歸咎於自己做了什麼不該做的事，或是醫師的判斷或治療是否出了差錯？才會引發這樣情形。事實上，疾病的復發與癌症原本的嚴重程度及癌細胞的特性相關。只是目前的醫學還沒有辦法預測哪些病人會復發。所幸，只要病人是在常規追蹤的過程中被發現疾病復發，大多數的病情不致於壞到無法治療，甚至部分病人依然可以再次治癒。

對於「**大腸直腸癌症復發**」的治療，由於可能發生的情形種類太多，治療的選項也各異。基本上來說，完全去除復發病灶並預防再次復發依然是第一目標，退而求其次是控制疾病進展並延長生命，最後則是希望可以透過醫療的方

式減少病人因疾病所引起的不適。總而言之，當疾病不幸復發時，病人和醫師需要更多的溝通才能得到對治療的共識。

以下是我們建議病人可以詢問醫師的問題——

1. 癌症是確定復發了嗎？還是只是因檢查結果異常而懷疑？（腫瘤指數上升、影像學檢查出現新病灶、身體出現主觀感覺的不適…等）。

2. 新出現的病灶確定與之前所罹患的大腸直腸癌相關嗎？需要接受組織切片以得到病理診斷的確認嗎？

3. 疾病復發的型態是局部復發？還是遠端器官轉移？或是兩者都有？需要接受正子攝影的檢查嗎？

4. 依據目前的檢查結果，醫師所提供給治療方式選項中，每個方式的目標為何？經過再一次的治療後，治癒的機會有多少？

5. 再次接受手術治療（或是放射線治療、化學治療）帶來的影響有多少？會有什麼樣的副作用？

6. 萬一再次治療的結果不如預期，復發的疾病持續進展，會是什麼樣的情形？會出現什麼樣的症狀和不適？醫師會建議什麼樣的預防措施？或是症狀出現時，可以尋求什麼樣的協助？

當得到許多相關資訊或是旁人提供另類療法時

獲知罹患大腸直腸癌的診斷時，病人和家屬一定都會想知道更多相關的資訊，網路和坊間出版的書籍提供了最簡便的管道，但是如何區分這些訊息的正確性和適用性，卻常常超乎閱讀者的能力所及。

病人和家屬也常常經由不同管道得到許多非醫師所提供各式各樣的治療方式，包括自然療法、飲食療法、免疫療法、另類療法、或是草藥偏方等；提供此類治療方式的同時，病人常常會被告知有一位類似病情的病人經由這些治療而痊癒。

我們相信科學邏輯是對於這些資訊和另類療法最終的解答。醫界對於疾病治療方式共識的達成，可行性和可重複性是最重要的關鍵原則。千萬不能迷信單一成效不錯的案例，而放棄了醫師所提供經過科學研究證實有效的治療。

以下的問題舉例，是我們建議病人可以詢問醫師，並用來釐清其他管道所獲得的資訊是否值得相信的依據——

1. 醫師會建議透過哪些管道獲得正確可信的疾病治療相關資訊？網際網路網站？書籍？或是病友所組成的團體？

2. 病人是從什麼管道獲得了這些資訊內容？

3. 有哪些所謂的健康食品或是中藥，醫師會建議不要服用？目前所使用的額外補充品，醫師覺得適合嗎？

大腸直腸癌的病理分期

文／顧文輝（病理科·主治醫師）

　　病人在被發現罹患癌症時，疾病嚴重的程度都不盡相同，所需要的治療方法，以及疾病的預後也就不會一樣。而確定癌症診斷，了解疾病侵犯的範圍和嚴重的程度，是選擇治療模式及評估預後很重要的依據，臨床醫師會根據癌症的臨床分期及病理分期等數據，再根據每個病人個別的情形，來決定治療方式。

　　然而，每種癌症的分期都有不同的分類方法，以最常見的腫瘤（T）分類來說，在肺癌和乳癌的期別分類中，T代表的是腫瘤的大小；但是在胃癌和大腸直腸癌的分期中，T代表的則是腫瘤侵犯的深度，和腫瘤大小並無關係。

　　換言之，同樣是癌症第三期，在不同種類的癌症所代表的含意並不相同，病情的嚴重度和病人的癒後也大相逕庭；舉例來說，大腸直腸癌第三期的病人，五年存活率有 50 至 70%，但是同樣是第三期的肺癌病人，五年存活率則是 10 至 20%，兩者有極大的差異。

癌症病理分期的意義

　　當一個病人被診斷出罹患癌症時，其疾病嚴重程度該如何評估呢？而負責治療病人的醫師們是根據什麼指標，來決定如何治療這位病人呢？病人在被發現罹患癌症時，疾病嚴重的程度都不盡相同，所需要的治療方法以及疾病的預後也不一樣。

　　所以在醫生與病人合作對抗癌症時，如果有適當的分類方法，就有機會將這個癌症做比較清楚的分析和歸類，不但可以了解疾病的嚴重程度及預後，往後更可以用它來了解各種治療方式的效果。

　　了解治療的結果之後，醫師們便有可依靠的數據，再根據每個病人個別的情形，來為每個病人決定最合適的治療方式。而根據癌症的嚴重情形加以分類的過程，就是所謂的**分期（staging）**。

　　首先，醫師會根據手術前病人的各項檢查，包括：理學檢查、一般 X 光攝影、電腦斷層攝影、核磁共振攝影、超音波或是骨頭掃描等等的檢查，做綜合判斷，這種第一步的分期方法，稱為「**臨床分期**」。

　　至於，「**病理分期**」，則是在手術後，將切下的組織送給病理醫師檢查。病理醫師除了對手術切下的組織做仔細的解剖觀察外，更進一步利用顯微鏡的觀察，做癌細胞組織學的分類（如：腺癌 adenocarcinoma，類癌 carcinoid tumor，肉瘤 sarcoma 等等），再根據分化程度（如：分化良好或不好），侵襲與轉移的程度，來做更精細更正確的判斷，是否有手術前影像學檢查無法知曉的侵襲與轉移。

　　因為手術前影像學檢查工具有其先天的限制，所以病理分期有時會與臨床分期不太一致；而最終的治療是以「**病理分期**」為依據。

　　過去，關於大腸直腸癌的分期有好幾種方法，但經過多年下來的研究與改進，為了讓國際間對大腸直腸癌研究資訊有共通性，因此現在各國都採用美國癌症聯合委員會（AJCC）的 TNM 分類方法，目前所用的為 2010 年的第七版。

認識腸道結構

　　在解釋分期方法前，讓我們先了解一下人體腸道的構造──

　　腸道是一個中空有管腔的器官，管壁由最內層的黏膜（mucosa）開始，依序往外分別為肌肉性黏膜層（muscularis mucosae）、黏膜下層（submucosal layer）、肌肉層（muscularis propria）、漿膜層以

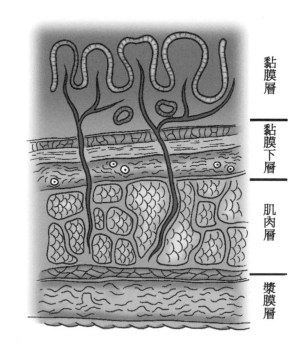

黏膜層

黏膜下層

肌肉層

漿膜層

內（subserosal area）的脂肪組織（又稱 peri-colonic fatty tissue），最後以漿膜層（或稱腹膜的臟器層（visceral peritoneam））包覆起來與腹腔作一區隔（位於腸道最末端的直腸則沒有此漿膜層）。

病理報告

在大腸直腸癌的分期上，病理醫師藉由觀察癌細胞在腸道侵犯的垂直深度（T：tumor，腫瘤），周遭區域的淋巴結是否有轉移（N：node，淋巴結），以及癌細胞是否轉移到其他器官（M：metastasis，遠端轉移），來作為分期（staging）的決定因子。

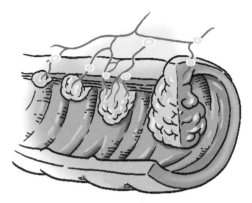

惡性腫瘤剛發生時，是位在腸壁中最靠管腔內的粘膜層，隨著疾病的進展，腫瘤侵犯深度會越來越深，最後超出腸壁進入腹腔內。過程中，腸道周遭淋巴結也有可能會發生腫瘤轉移的情形。

▓ 腫瘤侵犯腸壁的深度（T）

- **Tx**：無法評估的原發性腫瘤。

- **T0**：無可辨識的原發性腫瘤。

- **Tis**：又稱為「原位癌」，癌細胞局限於腺體的基底層內或只侵犯到黏膜的固有層（lamina propria），而未穿透肌肉性黏膜層（muscularis mucosae）至黏膜下層（submucosal layer）。

- **T1**：腫瘤侵犯到黏膜下層（submucosal layer）。

- **T2**：腫瘤侵犯到肌肉層（muscularis propria）。

- **T3**：腫瘤侵犯穿透肌肉層至漿膜層以內（subserosal area），或無腹膜覆蓋之大腸及直腸周圍組織。

- **T4**：腫瘤直接侵犯至其他器官或結構，以及/或穿過漿膜層（意即腹膜的臟器層（visceral peritoneam）），包括穿過漿膜層而侵犯至周邊其他段落的大腸直腸，例如：盲腸癌侵犯至乙狀結腸。

■■ 有無淋巴結的轉移（N）

- **Nx**：局部淋巴結無法評估。
- **N0**：無局部淋巴結之轉移。
- **N1**：有1至3個局部淋巴結轉移，或沒有淋巴結轉移但有癌細胞轉移至腸繫膜。
- **N2**：有4個以上之局部淋巴結轉移。

評估淋巴結是否轉移

　　美國癌症聯合會及美國病理學會，建議大腸直腸癌病人若於手術前「沒有」接受輔助性治療（即化療或是放射線治療），手術切除的總淋巴結顆數至少必須多於 12 顆以上，用以評估淋巴結癌症轉移情況。

　　若沒切除 12 顆以上淋巴結，則表示手術清除的範圍不夠，或是說病理的檢查不夠仔細，這將會影響到病理期別認定的正確性，進而導致錯誤的後續治療方式的選擇。

■■ 有無遠處轉移（M）

- **Mx**：遠端轉移無法評估（或是未做評估）。
- **M0**：無遠處轉移。
- **M1**：有遠處轉移。

大腸癌分期表

　　醫師在取得所謂 TNM 的分數之後，就可以將癌症的狀態加以正確的描述，以大腸直腸癌最常見的組織型態的腺癌（adenocarcinoma）為例，其分期為第零期至第四期，共五個期別，每一期有不同的預後，同時也有不同的治療方針。

期別	腫瘤（T）	淋巴結（N）	轉移或擴散（M）
Stage 0	Tis	N0	M0
Stage I	T1-2	N0	M0
Stage II	T3-4	N0	M0
Stage III	T1-4	N1-2	M0
Stage IV	T1-4	N0-2	M1

在第七版美國癌症聯合會（AJCC）分期，則有更細的劃分——

期別	腫瘤（T）	淋巴結（N）	轉移或擴散（M）
Stage 0	Tis	N0	M0
Stage I	T1	N0	M0
	T2	N0	M0
Stage II A	T3	N0	M0
Stage II B	T4a	N0	M0
Stage II C	T4a	N0	M0
Stage III A	T1—T2	N1 / N1c	M0
	T1	N2a	M0
Stage III B	T3—T4a	N1 / N1c	M0
	T2—T3	N2a	M0
Stage III C	T4a	N2a	M0
	T3—T4a	N2b	M0
	T4b	N1—N2	M0
Stage IV A	Any T	Any N	M1a
Stage IV B	Any T	Any N	M1b

　　以下，將以本院的統計資料為例，說明每一期別之個別預後情形，這些資料不但可以作為疾病治療效果的預測，同時用以改進對不同期別病人的治療方式，對於國家的衛生主管機關來說，也可用以評估不同醫院之間的治療結果差異。

　　或許在將來，這些資訊可以經由公開的管道讓病人取得，藉以協助病人尋求對自己有利的就醫地點和治療模式。

和信治癌中心醫院1990至2007年大腸直腸癌病人期別分布表及五年存活率

期別	0	I	II	III	IV	不詳	全部
人數	80	281	445	684	448	72	2,010
百分比	4.0%	14.0%	22.1%	34.0%	22.3%	3.6%	100%
五年存活率	93.7%	92.3%	80.7%	73.1%	12.9%		64.8%

　　疾病病理分期的正確與否，對病人是非常重要的；它不但直接影響了醫師治療的方向、策略和選擇，同時也影響病人對自己疾病的治癒機會和存活時間的期望值，就非醫學的觀點來說，這對於病人和其家庭成員有一定的心理和社會層面的影響。

　　此外，有了正確的分期，臨床研究上，可以將疾病依不同期別來區分嚴重程度，然後針對不同嚴重程度的病人群研發合適有效的治療方式，這會直接促成癌症治療方式的演變與進步。

　　然而，除了最重要的惡性腫瘤組織學確認，以及以上所提到的 TNM 分期之外，病理學上針對手術切除腫瘤的檢驗，還可以提供許多其他的訊息，譬如切除邊界是否乾淨？這也會決定後續疾病局部復發的機率和復發的型態，甚至影響手術後輔助性治療方式的選擇。

分子病理的時代——K-ras基因檢測

　　進入分子標靶藥物與個人化醫療的時代，病理醫師除了藉由傳統顯微鏡觀察得到的腫瘤分類與病理分期，來幫助癌症臨床診斷與治療之外，更可針對癌症的某些基因變異加以檢查，以幫助選擇適當的化療藥物（如分子標靶藥物）。

　　目前最為被廣泛應用的便是檢查 K-ras 基因的變異與否來決定標靶藥物 Cetuximab（商品名 Erbitux）的使用，研究顯示，當病人腫瘤的 K-ras 基因沒有變異時（Wild type），藥物可發揮治療效果的機率超過 50%，但是若 K-ras 有發生變異時（Mutant type），採用此種標靶藥物治療的效果會低於 5% 以下。也就是說，對於「**無 K-ras 基因變異**」的病人，使用 Cetuximab 治療有半數會有效；如果「**有 K-ras 基因變異**」的病人，用 Cetuximab 治療則不容易有成效出現。

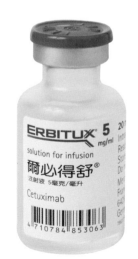

當病人腫瘤的K-ras基因沒有變異時（Wild type），標靶藥物Cetuximab（商品名 Erbitux）可發揮治療效果的機率超過50%。

雖然目前臨床上實際應用的特定基因變異檢查並不多，而且這些基因變異的認定，目前尚不是屬於標準的癌症分期內容。但隨著新藥物的不斷發展，與對癌細胞致病之分子機轉越來越了解，將來必定會有更多針對癌細胞特性的新藥物被開發出來。

　　伴隨著這些新藥物的臨床運用，就可能會需要更多有關癌細胞特定基因變異的檢查，來幫助病人選擇最有效的藥物，以達到最好的療效，也可以避免無效的藥物使用所引起的後遺症，同時減少藥物費用支出。這些新藥以及其相關各種基因檢查，將來必大幅影響病人治療方式與預後，進而改變整個癌症的病程。

大腸直腸癌的治療

文／朱俊合（大腸直腸外科·主治醫師）

　　一般而言，進行大腸直腸癌治療的目的，是希望把腫瘤完全消除。醫師會根據腫瘤的位置與大小、侵犯程度及有無轉移到淋巴結與其他器官等來決定治療的方法。現行的治療法主要為「**外科手術**」，如：傳統手術、腹腔鏡微創手術；「**藥物治療**」，如：化學治療、標靶藥物，及「**放射治療**」。

大腸直腸癌的治療原則

　　大腸直腸癌的治療方式包括手術、藥物及放射治療；藥物治療則包括傳統化學藥物及標靶藥物。至於要先手術治療或先用其他方式治療，則應先整體考量病人之年齡、身體狀況、腫瘤侵犯程度、腫瘤位置與治療意願等，並評估各項選擇之風險與利弊。

　　原則上若大腸或高位直腸癌的臨床分期是「**一到三期**」，則先以**手術切除**為主，手術後如病理檢驗發現「**淋巴結**」或「**局部器官**」侵犯，則需給予**輔助性化學治療**。

　　若臨床分期是「**第四期**」，且腫瘤本身沒有立即出血、阻塞或穿孔之可能性，則可先應用**化學藥物與標靶藥物**，縮小原發腫瘤並減少遠端轉移腫瘤的範圍及大小，再將遠處轉移及原發腫瘤盡可能以**手術方式**切除乾淨，藉以延長存活期，運氣好的話，甚至有治癒的可能。

　　而長在距肛門口「**七公分以內的直腸癌**」，考量其較高的局部復發率及保留肛門的可能性，可在**手術前給予放射線及化學藥物同步治療**，來縮小腫瘤，以增加可切除率，減少復發率及增加肛門保留率。

　　以上所述為基本的大原則，醫師會依病人身體狀況及病情的不同，而有不一樣的調整。

大（結）腸癌治療流程

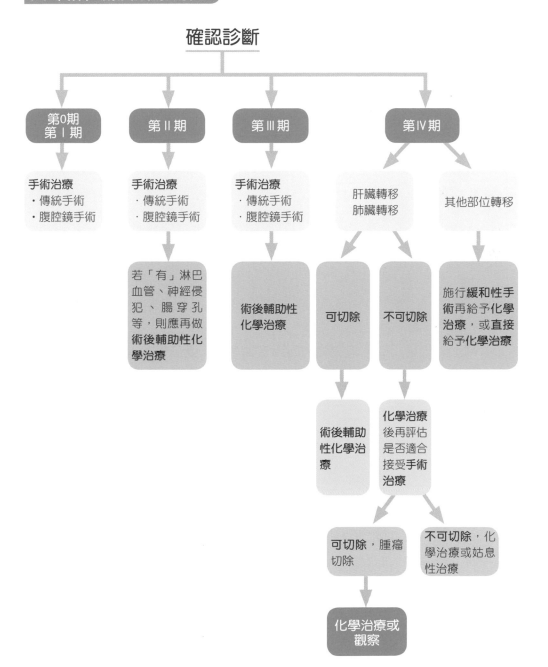

確認診斷

第0期 第Ⅰ期
手術治療
‧傳統手術
‧腹腔鏡手術

第Ⅱ期
手術治療
‧傳統手術
‧腹腔鏡手術

若「有」淋巴血管、神經侵犯、腸穿孔等，則應再做**術後輔助性化學治療**

第Ⅲ期
手術治療
‧傳統手術
‧腹腔鏡手術

術後輔助性化學治療

第Ⅳ期

肝臟轉移 肺臟轉移

可切除

術後輔助性化學治療

可切除，腫瘤切除

化學治療或觀察

不可切除

化學治療 後再評估是否適合接受手術治療

不可切除，化學治療或姑息性治療

其他部位轉移

施行**緩和性手術**再給予化學治療，或直接給予化學治療

※ 註：此診療原則，將會依據病人實際狀況及專業醫師判斷，而有所差別。

直腸癌治療流程

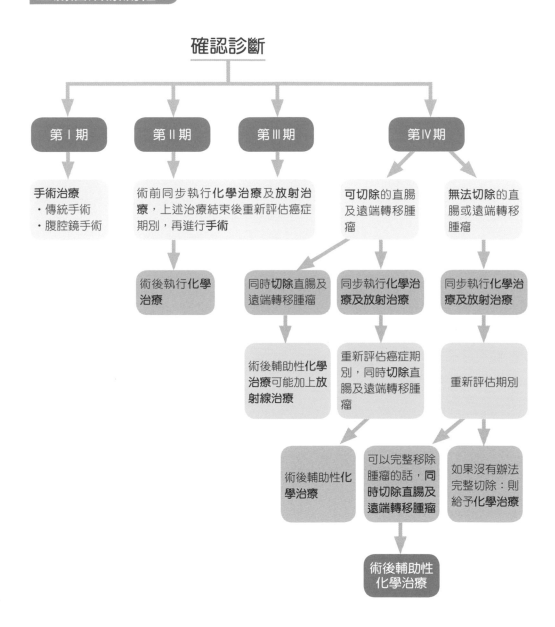

確認診斷

第Ⅰ期

手術治療
・傳統手術
・腹腔鏡手術

第Ⅱ期

術前同步執行**化學治療**及**放射治療**，上述治療結束後重新評估癌症期別，再進行**手術**

術後執行化學治療

第Ⅲ期

第Ⅳ期

可切除的直腸及遠端轉移腫瘤

無法切除的直腸或遠端轉移腫瘤

同時**切除**直腸及遠端轉移腫瘤

同步執行化學治療及放射治療

同步執行化學治療及放射治療

術後輔助性**化學**治療可能加上**放射線**治療

重新評估癌症期別，同時**切除**直腸及遠端轉移腫瘤

重新評估期別

術後輔助性化學治療

可以完整移除腫瘤的話，**同時切除直腸及遠端轉移腫瘤**

如果沒有辦法完整切除：則給予化學治療

術後輔助性化學治療

※ 註：此診療原則，將會依據病人實際狀況及專業醫師判斷，而有所差別。

手術治療

文／朱俊合、陳建志（大腸直腸外科・主治醫師）

　　「外科手術切除」一直是癌症治療的主力之一，如能將病灶完全切除，其治癒的機率越高，對大腸直腸癌的治療來說也是如此；另外，手術是否合併做人工肛門，則視掌管肛門功能的括約肌是否受到病灶的侵犯而定。

　　對於大部分末期的大腸直腸癌病人而言，手術並不能提供治癒性的治療，有時僅能扮演症狀治療的角色，此時病人接受手術的主要目的在於解除大腸癌所引起的併發症，如阻塞、出血及穿孔等，手術可以減少病人的不適，同時也可增加接受其他治療方式的機會。

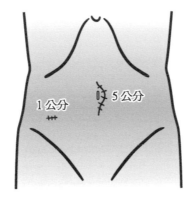
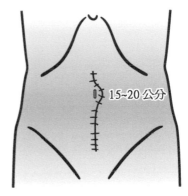

1公分　　5公分　　　　15~20公分

腹腔鏡手術傷口　　　**開腹手術傷口**

傳統剖腹手術，會在腹壁上留下15~20公分長的垂直傷口，而腹腔鏡手術則只在肚臍周圍留下5公分長的傷口（因手術方式不同，傷口的位置也可能不一樣）。

手術治療原則

　　罹患大腸直腸癌最令人擔心的就是轉移的問題，如癌細胞經由血流往遠端器官轉移、經周遭淋巴系統往中樞淋巴轉移、直接在腹腔內的腹膜上散播或是經腸壁延伸等等，因此所謂治癒性的手術不能單單把腫瘤摘除，必須完整切除部分腸道並包含周遭足夠的淋巴組織、血管、脂肪及軟組織，且要有足夠的安全距離。

　　原則上，癌症手術的第一原則是**保全生命安全**，第二原則是**盡可能完整摘除癌症病灶**，第三原則則是**減少病人因癌症手術而不得不犧牲的生理功能**（如切除肛門，裝置永久人工肛門（造口））**以及承受的痛苦**。在此原則順序之下，選擇可以治癒疾病的手術方式。

1. **評估手術風險**：任何的醫療行為都有潛在的風險，為了降低風險，必須做好完善的準備及嚴格遵守確保安全的標準作業程序，是絕對必要的。

   在手術前，主治醫師會清楚和病人及其家屬共同討論——手術治療的目的、過程及預期結果，也會說明術中可能發生的問題與風險、術後可能發生的合併症，此外，為了解病人潛藏的問題及預防意外的發生，必須進行「術前評估」，來增進或保障手術及麻醉的安全。

   因此，醫師會為病人進行一連串的問診、理學檢查等，如是否有高血壓、糖尿病、心臟病…等；目前是否有服用任何藥物；有無藥物過敏史；家屬中有無因麻醉而產生死亡或併發症、心電圖檢查（檢視心臟是否缺氧、心肌梗塞…）、抽血檢查（評估血液凝固功能、肝功能、腎功能、血糖、甲狀腺功能…），若病人檢驗結果出現異常，必要時須交由內科醫師先行控制後再行手術。

2. **完善的腸道準備**：手術前病人必須先做清腸工作，清腸的步驟每家醫院並不一致。在本院，病人於手術前一晚下午六點須依醫師指示服用Fleet70cc加水360cc，喝完後仍須服用大量水分（約1,500cc，水分選擇以無渣飲料為原則，如運動飲料、茶、礦泉水…）以利腸道清潔；午夜12點起則應禁食。

手術治療與大腸直腸癌

大腸直腸癌依腫瘤位置的不同，採取的手術方式也會稍有不一樣。依據不同的手術方式，切除的腸道範圍、手術的相關風險、術後的長期影響等，自然也會有所不同。

常見的手術種類有右半結腸切除、左半結腸切除、乙狀結腸切除、直腸低前位切除（low anterior resection）、經腹部合併直腸會陰切除，至於其他的手術，如 Hartmanns'（哈特曼氏）手術、次全大腸切除、全大腸直腸切除與直腸腫瘤局部切除等，醫師會視疾病狀況不同，採取不同的手術選項。

病人與家屬常常關注的問題之一是：「**手術會切除多長的腸道？**」在這裡我們要強調的是，切除腸道的長短是根據解剖學及轉移途徑決定的，手術醫師

切除的是一個解剖學的範圍，因為每個人的大腸直腸長度都不同，所以切除的腸道長短也會不一樣。

大部分的手術在切除包含病灶的腸段後，會再對兩端健康的腸道進行吻合。一般來說，除非是接受所謂的「經腹部合併直腸會陰切除」，否則大部分的人工肛門都是暫時性的，主要的目的是將腸道裡的糞便暫時分流，讓糞便不會經過新完成的腸道吻合處，以避免腸道吻合處發生滲漏導致感染的術後併發症。

暫時性人工肛門與永久性人工肛門

至於，什麼樣的病人需要做這樣的「**暫時性人工肛門**」，相關的影響因素很多，包括：腸吻合的完整度、術前腸道是否進行清腸準備、手術時腸道是否有因腫瘤而發生阻塞、吻合接口是否非常接近肛門口、甚至跟病人術前的營養狀況或是是否曾接受過化學、放射線治療等都有相關。

基本上來說，此類暫時性的人工肛門的確可以減少術後發生因腸道吻合處癒合不良所引起的嚴重併發症，但是另一方面，人工肛門會增加術後病人生活上一定程度的不便，病人也必須再次接受手術來關閉人工肛門，兩者的利弊互見。臨床上，手術醫師基於病人安全原則，會做對病人最有利的抉擇。

病人關注的另一個焦點則是：「**何時會需要做「永久的人工肛門」？**」最直接相關的因素是腫瘤病灶和肛門口的距離，以距離的公分數（3~4 公分）作為選擇條件，是較為不客觀的說法，確切的說法應該是要看掌管肛門功能的括約肌是否受到病灶的侵犯，一旦骨盆腔核磁共振的影像檢查或是醫師肛門指診認為病灶侵犯括約肌，基於完整治療疾病的原則，切除肛門口合併永久性人工肛門則是不得不的選擇。不過，近年來，由於醫療器材及手術技術的改善與進步，低位直腸癌病人的肛門保留比例有逐漸增加的趨勢。

此外，關於括約肌保留手術的部分，需要特別強調的是，雖然肛門口保留住了，但是功能方面則會大不如前，一般常見的長期後遺症包括——病人排便次數會增加，但每次的量並不多，有些人可能一天排便次數超過 10 次以上，而必須服用藥物來控制症狀。也可能有輕度的失禁狀況發生，也就是在排氣的同時合併少量的液體排出，這常會造成病人社交活動的困擾。

總而言之，對於病灶非常接近肛門口的直腸癌病人來説，手術時盡可能做括約肌保留手術，避免永久性人工肛門，雖然符合病人對保持原本正常生理功能的期待，但是術後長期的後遺症仍然是目前無法克服的難題。

臨床上，有些病人因為年紀較長，肛門括約肌功能原本就不好，接受完括約肌保留手術後，肛門功能所剩無幾，導致生活品質反而遠低於有永久性人工肛門的病人。

常見的手術方式

1. 右半結腸切除

- 病灶位置：盲腸、升結腸、肝曲部、近端橫結腸。

- 切除腸道範圍：末端迴腸、盲腸、升結腸、近端橫結腸。

- 是否需要人工肛門（造口）：否。

- 術後對日常生活影響：術後初期可能短暫出現腹瀉現象，3~6個月後幾乎可完全恢復原本排便習慣。

2. 左半結腸切除

- 病灶位置：遠端橫結腸、脾曲部、降結腸、近端乙狀結腸。

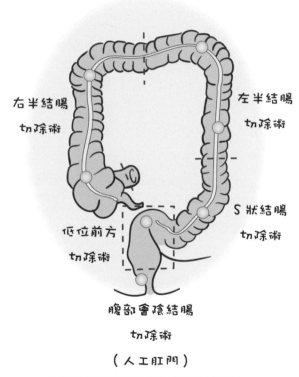

不同大腸直腸腫瘤病灶位置所需要的手術方式及其切除範圍。

- 切除腸道範圍：遠端橫結腸、脾曲部、降結腸或乙狀結腸。

- 是否需要人工肛門（造口）：否。

- 術後對日常生活影響：因腸道被截彎取直，同時容積減少，術後病人的排便次數會增加，但少見影響日常生活品質。

3. 乙狀結腸切除

- 病灶位置：乙狀結腸。
- 切除腸道範圍：乙狀結腸、部分上端直腸。
- 是否需要人工肛門（造口）：否。
- 術後對日常生活影響：因腸道儲存容積減少，術後病人的排便次數會增加，部分病人會需要服用藥物減緩腸道蠕動速度，以減少排便次數。

4. 直腸低前位切除

- 病灶位置：乙狀結腸與直腸交界處、直腸。
- 切除腸道範圍：乙狀結腸、大部分直腸。
- 是否需要人工肛門（造口）：部分病人需要暫時性人工肛門，以避免低位的腸道吻合處發生滲漏所引起的併發症。
- 術後對日常生活影響：因大部分直腸被切除，糞便失去儲存的場所，絕大多數病人都會面臨排便次數增加，以及持續出現便意感的困擾，服用藥物可以改善症狀的嚴重度，但是無法讓病人完全恢復到原本的生活型態。越低位的直腸腫瘤接受手術後，不適的症狀會越明顯。

5. 經腹部合併直腸會陰切除

- 病灶位置：低位直腸（腫瘤影響到肛門括約肌）、肛門。
- 切除腸道範圍：乙狀結腸、直腸、肛門。
- 是否需要人工肛門（造口）：是，永久性人工肛門。
- 術後對日常生活影響：主要的影響是身體外觀的改變，包括失去肛門口以及腹壁上有永久性人工肛門，當然人工肛門會帶給病人生活上的改變，但是絕大多數病人都能藉由調整生活型態，而維持正常生活起居與社交活動。

6. 全大腸直腸切除

- 病灶位置：多發性大腸直腸癌症、家族性大腸多發性瘜肉症。
- 切除腸道範圍：全部結腸、直腸，但是保留肛門。
- 是否需要人工肛門（造口）：需要暫時性人工肛門（迴腸造口）。

- 術後對日常生活影響：因失去全部結腸與直腸，迴腸直接與肛門口吻合，雖然大部分手術醫師會將部分迴腸縫合成袋狀以增加糞便容積，但絕大多數病人術後依然會面臨嚴重的排便次數增加，以及持續出現便意感的困擾，加上缺乏結腸吸收水分，糞便會成液態狀，更增加症狀造成的不適程度。幾乎所有病人都必須服用藥物來減緩症狀的嚴重度。

■■ 7. 直腸腫瘤局部切除

- 病灶位置：低位直腸腫瘤。

- 切除腸道範圍：僅切除部分直腸腸壁組織。

- 是否需要人工肛門（造口）：否

- 術後對日常生活影響：沒有任何影響。

> ※ **備註**：此項手術方式適用的情形有限，端賴腫瘤的狀況與醫師的判斷，雖然術後的後遺症較少，但疾病的治療程度也同樣受到限制。

腹腔鏡手術與大腸直腸癌

根據最近的研究調查，美國地區在 2008 年全國接受大腸直腸相關手術的病人中，約有 30%接受了腹腔鏡手術，鄰近的日本和韓國地區，以腹腔鏡進行大腸直腸手術的比率則高達 60~70%。

反觀台灣地區，一年一萬餘例大腸直腸的相關手術中，腹腔鏡手術所占的比例約僅 10~20%。影響此項手術普及性的原因很多，包括有手術技術的門檻、醫院的設備及人員配置、病人需自費以及手術醫師或是病人對新的醫療技術的接受度等等。此外，以腹腔鏡進行微創手術的成功與否，關鍵點還是得取決於醫生的手術經驗，和臨床上對病人病情條件的判斷，以決定什麼樣的手術方式對病人最有利。

認識腹腔鏡手術

以腹腔鏡的方法（或稱為**微創手術**）來進行手術切除大腸直腸癌，是近年來對於大腸直腸相關手術的一大進展！近十年來，來自歐美國家以及日本等醫療先進國家的研究報告都顯示，相較於傳統剖腹手術來說，接受腹腔鏡手術的

病人，術後疼痛減輕、腹部外觀傷口較小、術後腸道排氣時間較快、可較早進食與出院、甚至恢復日常生活起居所需的時間也較短。然而對癌症病人最重要的手術切除病灶完整度，以及追蹤多年後的疾病復發率方面，剖腹及腹腔鏡兩種手術方式則是達到一樣的效果，沒有任何差異。至於，兩者在術中可能發生的危險、術後可能產生的併發症及後遺症，或是手術切除的範圍則並無不同。

一般來說，腫瘤侵犯周邊組織越深，則腹腔鏡手術失敗的機會越高；因此較適合以腹腔鏡進行大腸直腸手術的條件為——

病灶不宜太大且未侵犯鄰近重要器官、男性身體 BMI 值小於 32 kg ／ m^2、女性身體 BMI 值小於 35 kg ／ m^2 者、之前未接受過大範圍的腹部手術以及非高麻醉風險的病人。

總而言之，比起傳統手術，腹腔鏡手術只會留下插入器具用的 4 個小洞及為了取出腫瘤而切開的 5 公分左右的傷口，其傷痕比剖腹手術小了許多；住院期間也相對的縮短為一週左右，接受手術的病人將可以不必像以前那麼辛苦的度過術後的恢復期。

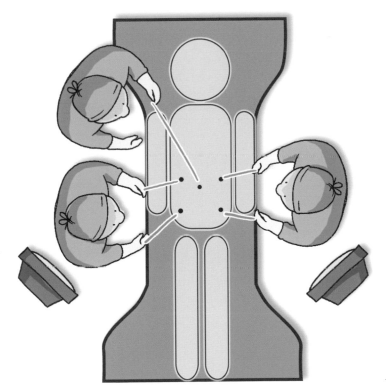

以腹腔鏡（微創手術）方式進行手術時，手術操作醫師藉由腹壁上的器械插入孔操作器械，在高畫素攝影鏡頭的協助下完成手術。

女性接受化學及放射治療須知

文／王宗德（婦科·主治醫師）

卵巢位於骨盆腔內，是分泌女性荷爾蒙的器官。如果卵巢接受了高劑量的放射治療，卵巢就會喪失功能，有時只是暫時的，亦有可能屬於永久性。

如果是更年期後的婦女，可能不會注意到任何變化，因為她的卵巢已經停止分泌荷爾蒙。但如果病人尚未停經，放射線會導致生理上的突然改變，部分年輕婦女在接受較小劑量的骨盆放射治療時，卵巢復原後，月經也有可能恢復。

治療前的注意事宜

女性大腸直腸癌的病人在接受化學治療或是骨盆腔的放射化學治療前，必須要瞭解以下幾件和女性的生殖系統有關的事情——

- **化學治療的藥物會損耗卵巢的功能，可能導致卵巢功能提早結束**；若病人經歷化學治療後卵巢仍存有部分的功能，那麼月經在治療結束後可能會恢復，但若卵巢同時受到放射線的照射則會完全喪失功能，將使病人於治療後立即進入停經狀態。

- **大腸直腸癌病人所使用之化學治療藥物對卵巢的殺傷力較小**，因此若病人較年輕，於治療後卵巢功能恢復的機會不小，但目前仍無法確知在接受化學治療後，究竟幾歲以下的病人一定會恢復月經，或是化學治療多久後會來月經；也因此，因治療而「閉經」的這段時間內，病人可能會出現更年期症狀——熱潮紅、心悸、失眠、情緒不穩定等。

不建議使用荷爾蒙療法

對一般人而言，於停經前後會出現更年期症狀的機率約為 75%；但因放射或化學治療所造成的永久性或暫時性閉經會導致體內荷爾蒙快速的下降（不似

一般女性更年期時體內荷爾蒙的緩步下降），也因此出現更年期症狀的機率會更高。

目前我們並不建議有更年期症狀的女性，一定要接受荷爾蒙補充，但當病人感覺更年期症狀嚴重到對日常生活品質產生重大的影響，而希望改善這問題時，則可以考慮接受荷爾蒙補充，但必須尋求婦科醫師的協助。

至於**癌症病人在治療後的積極追蹤時間內（一般為五年）不建議使用荷爾蒙**，因為可能會增加癌症復發的危險，一般會建議使用非荷爾蒙藥物的症狀治療。

關於生育問題

年輕尚未停經的女性病人，必須要瞭解化學治療可能會因影響卵巢功能而影響生育能力，通常在接受治療前，沒有非常適當有效的方法可以預先知道治療後卵巢可保留多少功能，因此有生育需求的女性病人最好是能先做好保留卵子的準備，此時必須要尋求**生殖內分泌科**（即一般人所稱之**不孕症科**）醫師的協助。

至於得接受放射治療的病人，由於卵巢及子宮於接受放射線照射後，前者會完全喪失功能，後者也會變成不適合生育，而台灣的法律目前仍不允許代理孕母，因此極有可能必須要放棄生育計畫，但若病人希望保留卵子，仍舊可尋求生殖內分泌科醫師的協助。

此外，若是病人希望在需要接受放射治療的情況下保留卵巢功能，可以考慮接受腹腔鏡手術在接受**放射治療「前」**先將卵巢移位並固定至腹腔中，以避開照射至骨盆腔的放射線。目前的醫學研究確定這是保留卵巢功能的一個有效方式。

大腸直腸癌輔助性化學治療

文／黃國埕（血液腫瘤科・主治醫師）

　　大腸直腸癌經過手術切除後，有些病人不必做其他治療只要定期追蹤即可；有些病人則需要再接受輔助性化學治療（簡稱化療）。為什麼有這樣的差異？又為何需要做化療？化療會遇到什麼樣的狀況和問題呢？平常在與病人的接觸經驗中，我們發現許多病人和家屬都是聞「化療」色變，對化療可能帶來對身體的影響充滿恐懼感，反而忽略了接受化療的主要目的——是要降低疾病的復發率，提升治癒率。

　　再來要解釋的就是所謂「輔助性」的意思，基本上，除了第四期的病人之外，對於一至三期的大腸直腸癌病人而言，手術本身即可提供相當高的治癒率。但是對於第三期和部分第二期的病人來說，手術後的復發機率較高，而接受化療可以有效地降低這個機率。所以「輔助性」化療的意思就是指降低復發機率這件事。

　　以下，我們歸納一些臨床上常被病人或家人詢問的問題，透過簡單的說明，希望讓讀者對大腸直腸癌的輔助性化療能有基本的認識及了解。

Q1 為什麼開完刀，醫師說開的很乾淨，卻還要做化療呢？

A1 大腸直腸癌的原發腫瘤經切除後，病理檢驗報告會描述腫瘤侵犯腸壁的深度及鄰近淋巴結是否有被轉移，根據這些檢驗的結果，會得到所謂期別的診斷，沒有原發位置以外轉移的疾病則分為**一至三期**，期別的意義除了代表局部侵犯嚴重程度外，也做為預測未來疾病復發或轉移風險高低的依據。**一期風險最低，三期風險最高。**

　　那麼，手術都切除乾淨了為什麼還會復發或轉移呢？就科學角度上來說，這些腫瘤細胞並非憑空冒出來，而是癌細胞在最初診斷的時候即存在了。有一些癌細胞在診斷以前就已經由血液或淋巴轉移出去，躲藏在身體的某些角落，但因為量很少，所以，即使以目前最精密的儀器也偵測不到，我們稱之為「**微**

轉移」。追蹤一段時間以後，當腫瘤細胞量漸漸增生而超過某個程度時，便會大到可以被儀器偵測出來，一旦發現，臨床上便稱之為「**復發**」或「**轉移**」。

做化療的目標，即是希望透過全身血液循環的化療藥物，在腫瘤仍少量未成氣候時，先將它殺死，以預防未來的復發或轉移。這種預防性的化療，臨床稱之為「**輔助性化療**」。

Q2 手術後的輔助性化療，為什麼有些人需要做，有些人卻不需要呢？

A2 化療本身有副作用及風險，所以需經風險評估，醫師認為好處大於壞處時，醫師才會建議做。

- **大腸癌第一期**：復發風險很低，故不需要做化療。

- **大腸癌第二期**：第二期的病人一般來說復發率亦不高，不建議接受化療；但如果第二期的病人病理報告上顯示一些危險因子，例如腫瘤侵犯深度超過腸壁、診斷時腫瘤造成阻塞或有破裂的情形、腫瘤分化度較為惡性、腫瘤侵犯鄰近微小血管或是淋巴管、手術摘除的淋巴結數不足…等，則復發風險便會增加。根據國外大型的臨床研究顯示，具有危險因子的第二期大腸癌病人，接受化療後可以降低約5％復發的機率。如果病人是第二期的疾病，我們建議病人跟腫瘤科主治醫師討論，根據每個人的疾病狀況，來考量化療的必要性及可行性。

- **大腸癌第三期（即具淋巴結轉移）**：皆建議接受手術後的輔助性化療，因第三期復發率高（若不接受化療，疾病復發機率約為40~50％），根據研究結果顯示，輔助性化療可顯著的降低復發風險。不過因為標準治療有一定程度的副作用，故仍應和主治醫師討論，根據每個人的年紀、體力狀況等，來做適當的治療選擇。建議手術後約一個月，待傷口癒合、進食及營養狀況恢復、身體無其他狀況即可開始。一般認為開始化療的黃金時間，不超過手術切除原發腫瘤後的6~8周，拖延過久，恐會造成輔助性化療的效果變差。

- **直腸癌**：如一開始診斷時發現腫瘤侵犯較深或有淋巴結侵犯的狀況，建議先接受放射治療合併化學治療，經切除腫瘤後，則建議繼續接受術後的輔助性化學治療。

Q3 輔助性化療會用什麼藥物？副作用會很不舒服嗎？療程如何做？

A3 　**第二期**和**第三期**病人需接受化療者，皆會用到5-FU藥物，常見腸胃道副作用包括味覺改變、口腔黏膜受損、噁心、嘔吐、腹瀉…等。但副作用並不會一直持續，約幾天時間內，身體的疲累感和腸胃道不適即會改善，我們也可透過一些藥物來緩解病人的不適。有些病人會使用口服的5-FU藥物，包括UFT膠囊或Capecitabine（商品名Xeloda）。值得一提的是，Xeloda除了腸胃道的副作用外，可能會有很特別的手足症（Hand-foot syndrome）副作用，即會有手腳掌疼痛、起水泡、破皮的不適，若發生此種現象，醫護人員會建議使用局部塗抹藥膏或止痛藥來緩解不適。

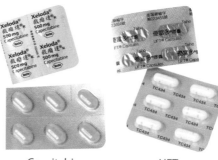

Capcitabine
（商品名Xeloda）　　　　　UFT

　第三期的病人所使用的化療藥物除了 5-FU 外，會再加上 Oxaliplatin，一次的療程為三天兩夜，每兩週一次，共持續 12 次，也就是約六個月的時間。Oxaliplatin 會有特別的週邊神經的副作用，包括急性期的對冰冷的溫度敏感，和累積性的周邊麻刺感，此種副作用在療程的後半期出現的機率較高，大部分的病人在化療結束後半年會明顯感到症狀的消退，但是也有部分的病人的症狀可以持續 1~2 年以上。目前沒有很強的證據顯示有特別的藥物，可以減緩或預防這樣的副作用，所以，當這種症狀越來越嚴重時，應立即告訴醫師，考慮調整劑量或停藥。

　此外，Oxaliplatin 對骨髓造血機能的抑制亦較明顯，故化療期間比較常見血球下降的現象，若情形嚴重，可能必須暫停化療的療程，待血球回升後再繼續。

　一般輔助性化療的療程大約為六個月，不過每個人的用藥、身體狀況不同，故時間長短亦可能有差異。

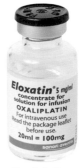

Oxaliplatin

輔助性化學治療常用藥物一覽表

藥名	中文名稱	可能造成的不適	用法	注意事項
5-FU	有利癌	口腔及腸胃黏膜潰瘍、腹瀉、白血球減少、掉髮、光敏感等	靜脈注射	1.留意口腔衛生 2.腹瀉時注意水分補充
Leucovorin	若克瘤注射液		靜脈注射	5-FU的輔助劑
Oxaliplatin	益樂鉑	末稍感覺異常、白血球及血小板減少、貧血、過敏反應等	靜脈注射	需監測過敏反應及神經毒性。
Xeloda	截瘤達錠	腸胃不適、疲倦、腹瀉、手足症等	口服	
UFUR（UFT）	友復膠囊	腹瀉、噁心、嘔吐、口腔炎、倦怠感	口服	

Q4 針對大腸直腸癌第二期或第三期的病人，使用輔助性化療同時配合自費使用標靶藥物，效果會不會比較好？

A4 現在已知標靶藥物在術後的輔助性化療並無角色。針對大腸直腸癌第二期或第三期的病人所做的大型臨床試驗，結果顯示，輔助性化療加上標靶藥物並不會增加額外的好處，存活率分析並沒有達到統計學上的顯著改善。所以，除非將來有新的臨床研究證據支持，否則目前並不建議術後的輔助性化療加上標靶藥物。

Q5 治療期間要注意什麼？

A5 化療多少會造成身體的疲累，故適度的休息是必要的。充足的睡眠及保持愉快的心情也十分重要。治療期間，醫師最強調的應是營養的攝取，因為化療會對骨髓造血造成抑制，故需要足夠的原料（營養）來提供骨髓製造血球所需，一般建議高蛋白質的飲食，如有疑惑，可以諮詢專業的營養師。

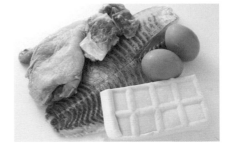

化療期間應補充高蛋白食物。

Q6 化療結束後，疾病就完全好了嗎？
要如何追蹤？

A6 輔助性化療的目的在於降低復發率，但無法保證疾病絕對痊癒而不會再復發。故病人還是要定期回到醫院接受追蹤檢查。追蹤的目的在排除是否有任何復發的跡象，若不幸復發，及早發現，可以及早接受治療。每位醫師或每家醫院安排追蹤的方式不盡相同，但一般來說，因為疾病在手術後兩年內復發機率較高（約占復發病例的80％），故前兩年追蹤的頻率可能較密集。隨著追蹤時間愈久，復發風險便逐漸降低，因此追蹤間隔也會逐漸拉長。一般建議大腸直腸癌的病人在手術後應定期追蹤5~7年。

需要特別強調的是，定期追蹤檢查本身並無任何治療效果，主要是針對常見的復發部位做篩檢，故無法百分之百保證全身其他部位都沒有轉移，偶有一些病例的復發病灶出現在相當罕見的器官。故如果身體有持續異常不適，即使前一次醫師告知檢查結果無異樣，也應提早回診，請醫師評估。

大腸直腸癌輔助性化學治療

131

放射線治療

文／鍾邑林（放射腫瘤治療科·主治醫師）

「放射治療」是利用具有穿透力的高能波光束或粒子光束來治療疾病，這些光束稱為放射線。「一般劑量」可用來透視身體，用以診斷疾病；「高劑量」則可用來治療癌症或其他疾病。

而直腸癌的放射治療大致可分為手術前放射治療、手術後放射治療及手術中放射治療。手術前，放射治療可減少癌細胞之擴散；也可降低腫瘤體積，增加手術完全切除率。手術後，放射治療目的在消除手術中無法去除之病灶進而減少復發率。

放射治療與直腸癌

放射治療是利用輻射能來殺死癌細胞。直腸癌因為其解剖學上的位置低於腹膜包覆區域，所以距肛門口零至 12 公分的直腸癌，比其他位置的大腸癌有較高的局部復發機率，因此放射治療常用來配合手術以增加局部控制率，甚至放射合併一些化學治療更可提升病人存活率。

最近的臨床實驗更進一步證實，對於一些臨床期別**第三期（局部淋巴結有轉移）或局部侵犯較厲害的直腸癌病人**，術前的放射合併化學治療，不只提高治癒率，更比術後再接受放射合併化學治療有較低的腹瀉副作用，且術前的放射治療及化學治療讓腫瘤縮小後再手術，有不少病人可以保留肛門。也因此獲得較佳的治癒率及生活品質。所以，目前的癌症治療準則（NCCN guideline），對於術前核磁共振診斷為臨床期別為第三期或局部侵犯較厲害（T3 ／ 4 or N+）的直腸癌病人，建議先給予 5 ～ 6 週 4,500 ～ 5,400 cGy 的放射線治療，同時合併以 5─FU 為主要藥物的連續化學藥物注射。

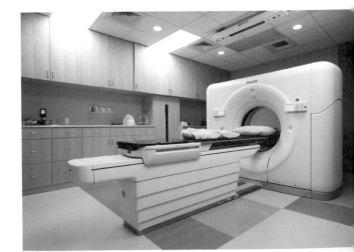

放射治療的副作用

放射治療為期 5 ～ 6 週，是為了是把治療的劑量分散到 5 ～ 6 週內執行完畢，因此，副作用會慢慢的累積。

放射治療時並不會引起疼痛的感覺，一般來説，約有 2 ～ 40% 病人可能會引起短暫可恢復的輕微症狀：如**第一至二週**的病人偶爾會有疲倦感覺；治療到**第三、四週**，會慢慢覺得有腸蠕動加快，頻尿或腹脹；到**第五週以後**，副作用慢慢到達高峰，主要為腹瀉、肛門口疼痛、小便疼痛，接受照射的患部皮膚變乾、癢、黑。

只有非常少數的病人（約 1 ～ 2%）會有放射治療的長期副作用，主要為放射線造成的泌尿道器官及腸壁纖維化，膀胱及腸壁微血管增生或細胞病變，以及性功能障礙等。至於，一些病人因合併化學治療而有嘔吐症狀，這些症狀在治療結束一至二週可復原。

尚未停經的婦女，因放射治療會永久傷害卵巢功能，引起停經及不孕。男性的精子數量也可能受到影響，因此對於仍有生育考量的男性病人，醫生會建議病人在放射治療開始前貯存精子。

放射治療的照護

- **腹瀉**：必要時可由醫師開立止瀉藥物來改善，飲食方面應避免刺激性食物，宜採低油脂及低渣飲食。
- **疲倦感**：在治療過程應充分的休息。
- **皮膚照護**：治療期間保持皮膚的完整性是非常重要的，應選擇寬鬆棉質的衣物，避免穿過緊的衣服。治療區域勿用肥皂或清潔物品清洗，也不可任意塗抹藥膏。
- **下肢水腫**：宜多休息或睡覺時把下肢墊高或穿彈性襪。

放射治療的步驟

放射治療前的準備動作稱做「**定位**」，主要是固定治療姿勢及把腫瘤的範圍以及附近正常組織經過電腦斷層掃瞄標示出來。在定位時，會在皮膚做標示以確保接下來放療位置的一致性。

當作完定位步驟以後，醫師會透過電腦斷層影像找出腫瘤的位置及正常組織的相關範圍，利用三度空間的模擬找出適當的治療角度以減少正常組織的照射（3DRT），或用強度調控放射照射（IMRT）給予腫瘤最大的劑量且讓正常組織接受劑量降到最低的程度。

在完成治療計畫後，會再次核對治療計畫的正確性之後，就開始進行為期 5～6 週的放射治療。放射治療是每週照射五天，每天治療的時間會固定在一個時段內，實際治療時間約十分鐘，共計 25 次左右。治療時只有病人單獨在治療室內，此時務必放鬆心情，靜躺不動。

在這 5～6 週的時間，每週會有一次的門診，主治醫師會詢問治療的副作用是否發生，依症狀給予必要的處置。此外，因死掉的腫瘤細胞是慢慢被吸收或是消失，所以腫瘤治療效果約須等完成整個療程後一個月再評估。

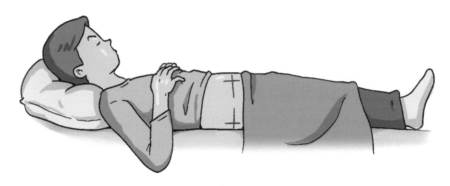

接受放射線治療前，醫師和放射線技術師會在要接受治療的身體部位畫上定位點，以便利後續治療進行。

放射治療在局部復發直腸癌的應用

局部復發的直腸癌治療，在臨床上仍是一個相當具有挑戰性的課題。處理上仍須視病人先前接受過何種治療及其復發的範圍和侵犯的位置來做決定。

如果手術可以將復發腫瘤切除乾淨的話，這些病人仍有治癒的機會。若是病人先前尚未接受過放射治療，則手術合併化學及放射治療（放射治療可術前或術後給），也有一部分的病人可因此得到控制。

但若病人先前骨盆腔已經放射治療過，則再次接受骨盆腔放射治療雖仍有機會達到腫瘤控制，但骨盆腔內之組織及器官，像膀胱、神經、肌肉、骨骼及

腸道，將受到一定程度的傷害，在數年後出現後遺症，像是膀胱無力、骨骼壞死、腸道沾黏等等而嚴重影響日常生活品質。

所以，骨盆腔的「再次」放射治療，通常只是用於較末期的病人的疼痛及出血等症狀治療，且放射劑量會限制在 3,000 ～ 3,900 cGy。

放射治療的風險與成功率

因為術前的核磁共振並無法百分百正確的診斷第二、三期直腸癌，所以估計約有 18% 的病人，實際的病理期別是第一期，可能因而接受了不必要的放射治療。

但對於接受術前放射合併化學治療的病人，其術後的病理檢查，發現約 16% 的病人已完全看不到殘存的癌細胞，這類病人經過長時間追蹤，是預後最好的一群病人。雖然有許多病人在接受了 5 ～ 6 週的放射化學治療後其臨床排便症狀都已恢復正常，而不想接受手術，但以現今臨床上使用的各項醫學檢查工具，仍無法精準的預測哪些病人是可只接受放射治療而無須手術的，為了保險起見，手術仍是直腸癌病人的必要治療。

另一方面，即使接受了術前放射合併化學治療，仍約有 22% 的病人其術後的病理檢查尚可看到淋巴轉移，此類病人的後續輔助性化學治療對延長生命是非常重要的。

大腸直腸癌之肝臟轉移治療

文／林忠葦（一般外科・主治醫師）

　　肝臟是大腸直腸癌最常見的轉移部位（約百分之八十的遠端器官轉移首先會出現在肝臟）。其中大約 16~25% 的大腸直腸癌病人在初次診斷癌症時就已經有肝臟侵犯的現象。

　　若是肝轉移沒有接受適當的治療，病人的五年存活率接近零，但倘若能針對肝轉移的病灶給予適當的治療，在部分病人中，其五年存活率可以高達 58%。

轉移不等於無法治療

　　由於大部分大腸直腸的靜脈血液回流，是經由肝門靜脈循環回到肝臟再流回心臟，所以當癌症細胞隨著血液往其他器官擴散，即所謂的「**遠端轉移**」；根據統計，約百分之八十的遠端器官轉移會先出現在肝臟，如果腫瘤位置距離肛門口 8 公分以內，那就可能經於下腔靜脈直接回流出現肺臟轉移。

　　當癌症一旦發生遠端器官轉移時，癌症的期別認定便會被歸類在「**第四期**」，**也就是末期**，所以一般病人聽到醫師告知肝臟轉移時，都會如晴天霹靂般，認為自己疾病的癒後勢必會不理想。事實上，隨著化學治療以及標靶藥物的發展，大腸直腸癌合併肝臟轉移，或是初診斷時，沒有肝臟轉移現象，治療一段時間後續發轉移至肝臟，如今已經不再是無法治療的末期癌症。

　　根據統計，在發現大腸直腸癌的同時，有 16~25% 的病人已經轉移至肝臟，這部分也占目前醫療資源投注在治療大腸直腸癌的

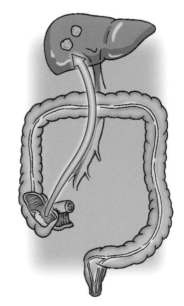

位在大腸內的惡性腫瘤細胞，會隨著血液回流，經由門脈循環首先進入肝臟，因此大多數大腸癌的病人發生遠端器官轉移時，肝臟是最常見發生的位置。

最大比例；另外，病人即使在完成肝臟轉移的治療以後，仍有高達 50% 的比例將來會續發肝臟轉移，這些病人，如果沒有接受適當的治療，在確認復發之後的平均存活的時間將只有一年左右，相對的，大腸直腸癌合併或續發肝臟轉移，如果能針對肝臟轉移病灶給予適當的治療，其部分病人的五年存活率可以高達 58%。

手術是最佳的治療方法

對於大腸直腸癌的肝臟轉移，如果能以手術將腫瘤完全切除，治療的效果最好。即使因為肝臟轉移腫瘤過多或範圍過大，而先選擇使用化學治療，其目標也是希望化療可以讓肝臟腫瘤減少或縮小，而可以用手術切除乾淨。

然而，並不是所有的病人都適合接受手術治療，要有效的利用手術來達到切除腫瘤的目的，主要取決於兩個要素——一是病人肝功能及身體狀況的好壞，二是肝腫瘤的位置、數目及大小；至於影響預後的不良因子則有下列六項——

1. 同時合併有肝臟以外的轉移。

2. 原發的大腸直腸癌合併有淋巴結轉移。

3. 從診斷大腸直腸癌到續發肝臟轉移的時間短於12個月。

4. 多發性肝臟轉移。

5. 肝臟轉移腫瘤大於5公分。

6. CEA值大於200 ng／mL。

不良的預後因子越多，以手術切除的治療效果就越差，因此必須小心的評估手術治療的可能性及成效。

併發症的處理

所有的手術都有可能引起併發症的危險性，在肝切除後手術併發症的發生率約 5~10%，比較重要的併發症包括：術後出血、膽汁滲漏、大量腹水、腹內膿瘍及肝衰竭等。而手術死亡率約 1~5%，主要原因為大量出血、感染及肝衰竭。當切除的腫瘤越多，切除的肝臟範圍越大，手術的風險也就越高。

- **出血**：進入肝臟的血管有兩條，分別為肝門靜脈、肝動脈，一個器官由兩個系統來供應血流是相當特殊的，由於解剖結構複雜，術中或術後出血為常見的併發症，醫護人員必須謹慎處理。

- **膽汁滲漏**：術後膽汁滲漏的發生，通常是由於膽管斷端的結紮不全、壞死的肝臟組織掉落後形成膽管暴露、或是手術中膽管的結紮導致遠端肝臟持續產生的膽汁無法注入主膽管而導致膽汁滲漏。

  輕度的膽汁滲漏通常會自行癒合而不需再次手術。手術中若認為膽汁滲漏的可能性高或膽汁滲漏已發生時，可預防性放置膽道引流管，如此可有效降低膽汁滲漏的發生。

- **膽汁滲漏的處理**：將滲漏至腹腔的膽汁儘可能引流到體外，以及維持膽道暢通以減低膽道壓力。而放置鼻膽管（nasobiliary tube）可以有效降低滲出的膽汁量使膽道瘻管儘早癒合。極少數病人其膽道瘻管經長時間保守治療後仍然不能改善，則需要再次手術。

電射頻燒灼治療（Radiofrequency Ablation）

如果肝臟轉移腫瘤的數目太多、範圍太廣、侵犯主要血管或是病人身體狀況及肝功能不佳無法接受手術時，可以選擇使用電射頻燒灼來治療，其原理是將電射頻的能量轉換為熱能，經由穿刺針直接在腫瘤及鄰近組織加熱，造成蛋白質變性及細胞死亡。

「**單針穿刺**」可以燒灼 3 公分以內的腫瘤，「**多針穿刺**」則可以燒灼 5 公分的腫瘤。研究結果顯示，電射頻燒灼治療仍然無法完全取代手術，只以電射頻燒灼來治療肝臟轉移腫瘤，其復發率仍然高於手術，預後也比較差。

目前臨床上的應用包括──

1. 病人身體狀況不佳或肝功能不好無法接受手術時。

2. 當有多發性的肝臟轉移腫瘤時，除了肝臟切除手術外，合併以電射頻燒灼手術範圍外的腫瘤。

3. 位於肝臟深處的小腫瘤。

腹腔鏡微創手術

隨著手術的進步，目前 60% 以上的大腸直腸癌病人，可以接受腹腔鏡手術，傷口更小且術後恢復也快，但當有肝臟轉移而必需同時接受部分肝臟切除時，就必須改為傳統大傷口的手術，傷口長達 25~30 公分，而且必須橫向切斷腹部的肌肉，術後非常疼痛，傷口併發症也多。

但有部分病人可運用新的腹腔鏡微創肝切除術，可以在腹腔鏡下同時完成大腸直腸癌的切除、腸道重建以及肝臟轉移腫瘤的切除，傷口縮小到只有 3~5 公分，病人術後無須使用麻醉止痛設備，隔天就可以下床走動，住院日數縮短至只有 3~5 天，恢復更快。

適合以腹腔鏡微創手術治療的適應症包括──

1. 腫瘤小於5公分。

2. 腫瘤位於肝臟的左側葉，或右葉周邊位置。

3. 多發性腫瘤，仍可以在腹腔鏡下進行部分肝臟切除合併電射頻燒灼。

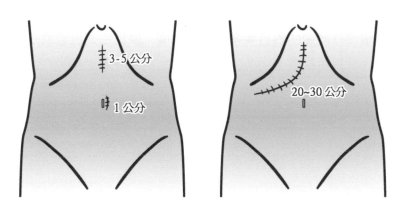

傳統剖腹手術，會在腹壁上留下25-30公分長的垂直傷口，而腹腔鏡手術則只在上腹部留下5公分長的傷口（因手術方式不同，傷口的位置也可能不一樣）。

大腸直腸癌合併肺轉移的手術治療

文／施志勳（胸腔外科·主治醫師）

當一個被診斷為大腸癌的病人，如果同時或是在後續追蹤時被發現有肺轉移的情形時，通常代表著疾病侵犯的程度可能已經到達全身廣泛的擴散，也就是遠端轉移的末期了。不過，我們從觀察過往病人的經驗以及越來越多的臨床研究發現，其中有些病人在詳細評估後若僅單獨肺臟一個器官有轉移的跡象時，可以建議這些病人除了以化學治療控制病情外，也接受手術切除肺轉移的腫瘤。

而令人振奮的是，其中大部分病人可以因此延長存活期，更有人可以從此獲得疾病的長期控制甚至痊癒。

Q1 大腸癌為什麼會出現「肺轉移」？這樣的情形很嚴重嗎？要如何診斷？

A1 其實幾乎全身所有常見的惡性腫瘤，包括像胃癌、乳癌、肝癌、鼻咽癌、食道癌或是大腸癌等，甚至是肺癌本身，終其一生在癌症的治療以及定期追蹤過程中，都有可能會出現「肺轉移」的情形。

也就是說，原發的腫瘤，不管開始來自於哪個器官，也無論是否接受過手術切除、放射或是化學治療，其中容易剝落的腫瘤細胞可能會流竄到血液或是淋巴系統中，然後順著血液循環錯綜複雜的網路，將它們帶到需要極大量血流來完成氣體交換的肺臟組織。再者，又因為肺臟血液循環系統的解剖特別，為了要提高氧氣交換的效率，肺動脈會一再的分枝直到每一個周邊肺泡上細小的微血管網絡，由於這裡的管徑甚至小到連紅血球都得彎腰側身才能通過，就像是廚房的濾水器般，癌細胞就更有機會被攔下而落地生長了。所以也就不難想像，為什麼肺轉移腫瘤大部分都會出現在肺臟周邊的肋膜層下，以及為什麼幾乎常見的癌症都會出現肺轉移腫瘤了。

然而要確認「肺轉移」必須要經過組織病理學上的診斷程序。 臨床上為了要取得有效的肺腫瘤組織檢體，可能採取的檢查或是手術步驟包括：支氣管內視鏡抹片或是切片、電腦斷層或是超音波導引下穿刺切片（CT—guided or

Sonography — guided biopsy）或是直接進行胸腔內視鏡手術局部腫瘤切除並且同時送檢冰凍切片檢查（VATS wedge resection & frozen section）。

Q2 「肺轉移腫瘤」病人會有不舒服的症狀嗎？該如何發現早期肺轉移呢？

A2 大部分的病人不會因為已經併發肺轉移而有所謂自覺的臨床症狀。所以大部分的病人都是藉由「定期追蹤」而被發現肺部轉移。

論及大腸癌發生肺臟轉移的致病生理病理機轉，直到目前為止，一般被接受的假設推論，乃是指已經散佈遊走在人體血液中的大腸癌細胞，藉由循環系統的輸送而將癌細胞帶至肺臟周邊的肺泡壁上的細小管路，癌細胞進而落地生長造成所謂的「肺轉移腫瘤」。

然而因為先天上，我們肺臟組織中的自主神經分布並不豐富，所以不會直接讓病人感到異常。這時除非肺轉移腫瘤已經貼近在氣管旁、大血管上或是長大到足以造成淋巴管或是血管、支氣管等的阻塞，才會有比較明確的臨床症狀，如久咳不癒、咳血或是產生呼吸窘迫等。否則大腸癌合併肺轉移的情形，在臨床的實際經驗中，通常是在常規的影像檢查或是定期追蹤當中發現（例如：腫瘤指數 CEA 升高或是定期的肺部影像學檢查）。

Q3 大腸癌合併「肺轉移」時該如何治療？

A3 由於此時疾病已經進入全身蔓延的第四期，我們首先要假設癌細胞可能藉著血管和淋巴網絡到處滲透，所以必須在開始治療前進行再一次所謂的全身評估（Re-Staging），以了解癌細胞侵犯的程度和可能的範圍。

此時治療疾病的目標主要為下列三項：

- 降低全身癌細胞負擔（Cancer Burden）。
- 選取適合的病人（見後文）考慮手術切除轉移癌。
- 對於高手術風險或是化學治療效果不佳的病人考慮放射治療（仍有肺纖維化風險）。

至於，大腸癌合併肺轉移時，考慮積極診斷治療，則有以下幾個重點：

1. **評估癌細胞全身侵犯的程度和可能的範圍**：除了常規的檢查之外，可以考量使用電腦斷層檢查、全身骨骼掃描檢查，甚至是「全身正子攝影」來評估腫瘤可能散佈的範圍和受影響的器官。

2. **確定治療方式**：在了解腫瘤的侵犯程度之後，決定採用何種治療方式的關鍵是有沒有除了肺臟以外的轉移癌（包括腦、肝臟、骨骼、淋巴等），以及肺轉移癌的腫瘤個數、大小、分布等。

3. **選擇適合的治療計畫**：最後本著病人為中心的團隊整合醫療，提報到大腸癌以及肺癌治療團隊討論，綜合以上評估的結果為病人選擇適合的治療計畫。

手術切除肺轉移癌輔以全身化學治療

　　大腸癌合併肺轉移可以選擇的治療方式包括化學治療、標靶藥物、手術切除或是局部放射治療等的搭配組合。基本上，此時大腸癌已經是全身性的侵犯，所以理應接受全身性的標靶或是化學治療的控制方式。然而化學治療對肺轉移癌的治療效果，仍有不夠理想之處，同時也要考量伴隨治療而來的副作用與合併症。

　　近年來有關肺轉移癌的切除手術技術日漸成熟，「胸腔內視鏡手術技術」也迅速普及，同時越來越多的實證醫學和臨床經驗，也支持手術切除肺轉移癌輔以全身化學治療，可以讓病人獲得更好的疾病控制效果。

　　目前，肺轉移癌的局部治療包括「手術切除」和「放射治療」；手術的適應條件包括：

- 僅單純肺轉移癌，無其他器官如肝臟或是骨骼之轉移。
- 原發大腸癌已被控制也沒有任何復發跡象。
- 病人的心肺功能足以接受肺轉移癌切除手術。
- 所有肺轉移癌的切除，在考量腫瘤位置和個數後是實際可行的。

　　至於「放射線治療」在此時期並不是標準治療方式，除非是在化學治療效果不理想，手術切除風險又高，同時還仍合併肺轉移癌時才會考慮採用。在此要提醒的是，放射治療對於人體肺泡組織具有一定程度的傷害，在治療的範圍內仍有可能遺留嚴重的放射性肺炎（Radiation Pneumonitis）造成如同手術一般的肺功能損傷。

Q4 醫生是如何決定病人是否適合「手術」切除肺部的轉移腫瘤？

A4 若是大腸癌病人一旦被發現及證實有肺轉移發生的情形時，依目前的實證醫學研究結果建議，符合以下條件的病人接受肺部手術時，會比其他病人有較多的好處和較佳的預後──

- 原來大腸癌的發生位置，經治療後沒有復發的跡象。
- 肺轉移腫瘤在「手術技術上」可以全部被切除──包括單側或是兩側。
- 病人經全身篩檢後沒有其他器官有任何轉移的跡象。
- 評估肺轉移腫瘤切除後的剩餘肺功能（postoperative predicted lung function），在可以接受的程度內，並且評估手術後可能造成呼吸系統合併症的風險也在可接受的範圍內。

事實上，現今的醫學臨床經驗顯示，當大腸直腸癌病人同時有肝臟及肺臟轉移時，如果病人的體能合適開刀，病況也合乎手術的條件下，執行肝臟及肺臟腫瘤的切除，在延長病人的存活時間上，有明顯的成效。

Q5 肺轉移癌切除手術是運用所謂的「微創手術」嗎？

A5 答案是肯定的！因為肺轉移癌的切除手術在整個大腸癌的治療上所扮演的角色主要是輔助性的腫瘤細胞減量（tumor cell cytoreduction），手術後順利康復，儘可能在預計時間內接受全身性的化學治療，如此才能相輔相成達到疾病的整合治療。因此胸腔外科醫師在評估手術治療的可能性及成效時，除了遵守手術切除的適應症外，手術細節中有關採取何種切口、切除方式、先後次序等，都需要預先計畫好。

原則上，選擇有效、可以完全切除（complete resection）、造成傷害最小的手術方式將是目前的趨勢。所以「胸腔鏡輔助手術（Video-Assisted Thoracoscopic Surgery, VATS）」，也就是一般所謂的微創手術（Minimally Invasive Surgery or Minimally Access Surgery），因為具有手術傷口小，病人恢復快，呼吸功能保留較好的種種優勢。因此，選擇「微創手術」來進行肺轉移腫瘤的切除

幾乎已經是一個必然的建議，尤其是對於可能兩側肺葉都必須接受切除時更是首選。

Q6 大腸癌合併「肺轉移手術切除」的整體治療效果如何？

A6 雖然目前仍缺乏嚴謹的臨床實驗數據，但是根據實際臨床經驗和越來越多的研究報告顯示，大腸癌合併肺轉移的病人，如果符合上述各項手術的適應症，應該先接受肺轉移腫瘤的切除手術。統計資料中所得到的初步結論顯示，手術除了對於大部分的病人有延長存活時間的意義外，其中部分病人甚至因此痊癒。

對於甚麼樣的病人接受手術後可以獲得最大的好處，雖然仍無定論。但是已知有一些相關的影響因素，包括：

- 所有的肺轉移腫瘤都可以全部被切除乾淨（Complete Resection）的效果比較好。

- 單獨一顆轉移腫瘤比兩個以上的要好。

- 從原發大腸癌診斷後到發生肺轉移的期間，越長越好。（也就是說，三年以上較一年以下有顯著的不同）。

- 合併有縱膈淋巴轉移的預後較差等。

直腸癌術前合併放射及化學療法

文／陳建志（大腸直腸外科‧主治醫師）

　　直腸癌若單以手術治療，仍有 30~50％局部復發的機會，一旦有局部復發，不僅會給病人帶來痛苦，而且這些臨床症狀又很難治療。所以醫師會推薦病人接受直腸癌的多科整合治療——術前合併放射及化學療法，其主要目地就是在降低局部復發的機會。

直腸癌治療的演變

　　過去，直腸癌的治療，直接以手術切除腫瘤一直是標準的治療模式。這樣的方式之下，病人很可能必須犧牲肛門的功能，裝置永久性人工肛門；其次在治療完成之後，疾病的復發率依舊高達 30~50％。因此，除了原本的手術治療外，化學治療和放射線治療就成為不可或缺的輔助工具，甚至角色日漸吃重！

　　直腸癌的手術方式，簡單說來可分為「**肛門保留手術**」或「**肛門直腸切除加上永久性人工肛門**」兩種。從病人的角度來看，當然希望除了完整治療疾病以外，也能保留住原本正常的肛門功能；不過，負責治療的醫師在選擇手術方式時，則是會以「**完整治療疾病**」為優先，裝置永久性的人工肛門往往是不得不的選擇。

　　問題是，即便手術已經大規模地切除了病灶和周遭的組織，仍有很高局部復發的機會，因此，對於臨床上判斷復發率較高的病人（一般是指手術後病理診斷為 T3、T4 或 N+），在手術後，醫師會建議病人接受放射線治療及化學治療，以降低局部復發的機率。

　　這些「術後輔助療法」雖然降低了局部復發的機會，卻也出現了治療相關的嚴重副作用，尤其在放射線治療的部分，由於放射線治療會引起組織的纖維化，以及正常組織持續性發炎（如：放射線相關的膀胱炎…），病人雖然免除了疾病復發所帶來的生命威脅，但是終其一生卻為後遺症所苦。

術前輔助療法——較佳的存活率

為了要提升直腸癌病人治療成效的同時，也顧及到病人的生活品質，美國費城的 Thomas Jefferson Hospital, Kimmel Cancer Center 首先提出在一開始診斷時局部腫瘤就已侵犯周遭器官的直腸癌病人，「手術前」先以放射線照射腫瘤，待腫瘤範圍縮小之後，再加以手術切除的治療方式，研究結果顯示，接受這種治療方式的病人，的確可以讓手術的成效增加，不必犧牲太多的周遭器官，同時這群病人也有較佳的五年存活率，和較低的局部復發率。

由於治療成效良好，漸漸地，術前合併放射及化學治療的方法也開始被應用在原本手術就可以切除，但侵犯範圍較嚴重（侵犯深度到 T3、T4，或是周遭淋巴結懷疑有腫瘤轉移）的直腸癌病人身上。目前，對於直腸癌的病人（臨床期別為第二期或第三期者），標準的治療方式便是採用先接受放射線治療合併化學治療，之後再接受手術切除原發病灶，全世界醫療先進國家的癌症中心醫院都以此為必須遵照的治療原則（Guideline）。

術前輔助療法的相關檢查

首先，病人必須先接受詳細的臨床期別評估，除了一般的身體評估之外，最重要的是——

1. **胸部和腹部的電腦斷層攝影**：用以評估是否有遠端的器官轉移。
2. **骨盆腔的核磁共振攝影**：用以評估直腸癌的臨床期別，包括腫瘤侵犯的深度和週遭淋巴結轉移與否（此項檢查在歐美有些醫院會用經肛門超音波取代，但在國內的普及性不高）。
3. **大腸內視鏡和手術醫師的肛門指診**：用以評估腫瘤和肛門口之間的距離，以確立手術的治療計畫。

術前輔助療法的適應症

目前認為，適合在手術前接受輔助性放射線合併化學治療的直腸癌病人，是臨床期別屬於 T3、T4、或是周遭淋巴結有轉移（N+）者，至於臨床期別是 T1-T2 而且淋巴結不被認為有轉移的病人，單以手術切除便能達到很好的治癒率，額外的治療並不會增加任何的好處。

術前輔助療法的療程

病人會被建議接受為期五週的療程（每週所指的療程為週一至週五）——

- **第一週**：病人住院接受化學治療（註一、註二），同時每天都接受5~10分鐘的放射線治療。

- **第二週至第四週**：病人不需要住院，但是必須每天到醫院接受5~10分鐘的放射線治療。

- **第五週**：同第一週的療程，病人必須再次住院，同時接受化學治療和放射線治療。

　　第五週的療程結束後的病人會被安排再次接受疾病的評估，包括影像學檢查和內視鏡檢查等。

「手術治療」則會被安排在放療及化療結束後的第六至第十週，這是手術切除腫瘤的最佳時機，過早或過晚接受手術，除了放療及化療的效果可能未達顛峰之外，也可能會因放射線治療的影響而增加手術後發生相關的併發症的機率。

註一：常規使用化療藥物以5-FU（5-fluroouracil）為基礎，至於，額外加上Oxaliplatin是否會增加治療效果，目前並無一致的說法。

註二：有的醫院會採用口服的5-FU藥物，但是受限於健保的規定，目前台灣地區健保給付範圍內可選擇的口服藥物種類，和國際主流趨勢有些差異，若病人希望採用較便利的口服化療方式，建議與主治醫師做進一步的討論。

術後輔助性化學治療的必要性

　　經過多年各方的辯論，目前國際癌醫界傾向建議病人接受手術後的輔助性化學治療，尤其是針對手術後的病理檢驗仍然發現「**腫瘤轉移至周遭淋巴結**」的病人，輔助性化療是必要的治療。

仍應接受原本的廣泛切除手術

採用術前合併放射及化學治療後，許多的研究，發現它有縮小腫瘤的體積、減少術後放射線治療所引起的併發症、消滅腫瘤週遭或是淋巴節中可能的微小轉移癌細胞、甚至是完全消滅所有腫瘤細胞等好處。

基於這些令人興奮的發現，開始有人提出，對於直腸癌病人在接受手術前的合併輔助治療後，是否可以因為腫瘤反應良好，甚至是完全消失，因而改變原本計畫的手術方式，像是增加括約肌保留手術的比率或是改採經肛門局部切除腫瘤而非經腹部的根除性切除。

事實上，這些作法固然可以保留病人器官的功能及減少手術相關的併發症，但是，目前並沒有足夠的證據證明這樣的作法符合癌症治療的原則。基本上，在完成術前放射及化學治療後，仍必須接受**「原本計畫的廣泛切除手術」**，才能移除可能殘存的癌細胞，達到最大的治療效果。

目前臨床醫師努力的方向，是希望在「手術前」可以區分出哪些病人的腫瘤細胞已完全消失（約占 10~15％）而針對這群病人採用傷害性較小的手術方式，至於其餘的 85~90％的病人，由於在放射線治療後殘餘的腫瘤細胞會位在腸壁深層的位置，所以手術方式和範圍應維持和原來相同，才能達到殲滅所有腫瘤細胞的目的。

但，截至目前為止，不論是**「影像學檢查」**或是先進的**「正子攝影」**等檢查，都無法辨識直腸癌病人在接受過**「術前輔助療法」**後，腫瘤是否已經完全消失。所以，所有病人仍應接受廣泛切除手術。

轉移性大腸直腸癌的治療

文／黃國埕（血液腫瘤科‧主治醫師）

　　大腸直腸癌初診斷時或治療後皆可能發生「癌轉移」，對於這些「轉移性大腸直腸癌」的治療，並不像對於第一到第三期大腸直腸的治療一樣有明確的準則可以遵循，再加上每個病人原發以及轉移病灶的狀況都不同，臨床醫師常常需要依據每個病人不同的病情，來制定不同的治療策略，而且在治療過程中，也必須時時監測病情的變化，來調整治療的方式和目標。

　　究竟該不該接受手術？還是先接受化學治療？該用什麼樣的藥物組合？化療要做多久？怎麼知道化療到底有沒有效果？……都是病人、家屬經常在問，也是負責治療的醫師經常在思考的問題。

　　以下，我們藉由歸納一些臨床上常被病人或家人詢問的問題，透過簡單的說明，希望讓大家對轉移性大腸直腸癌的治療能有基本的認識及了解。

Q1 什麼是「癌轉移」？會不會很嚴重？是不是「末期」？我還能活多久？

A1 原發腫瘤處的癌細胞，透過血液或淋巴循環跑到身體別的部位，停留下來，慢慢長大，大到一個程度便可被現代醫學影像偵測出來，這便是我們所稱的「**癌轉移**」，一旦轉移，在臨床上便歸為「**第四期**」。

　　轉移的部位可以發生在任何組織器官，可以只有單一一處，也可能發現時已多處轉移；有些病人診斷時完全沒症狀，有些病人卻是在短時間內便有明顯身體不適或症狀發生；故即使同樣是第四期的診斷，病情輕重是無法一概而論的。

　　所幸，隨著醫學的進展，治療方式及藥物的進步，癌症現在已被視為是一種慢性病，透過治療對腫瘤做有效的控制，可以使病情穩定下來，緩解不適的症狀或解除生命立即的危險。因此，當被診斷為癌症時千萬不要輕易放棄治療，應跟主治醫師討論，醫師會根據每個人的狀況不同，給予最適合的治療方式，即便是「**第四期**」**也不等於生命末期**，這是很重要的觀念。

Q2 什麼是腫瘤指數？對病情有無任何參考價值？

A2 某些腫瘤可透過抽血檢驗，得知相對應的腫瘤指數，不同腫瘤，有不同對應的腫瘤指數項目做參考，如：攝護腺癌使用**PSA**、卵巢癌使用**CA-125**、大腸直腸癌則使用**CEA**或**CA19-9**作為參考。

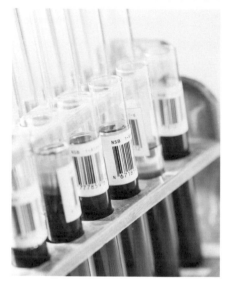

一般來說，當被診斷為癌症時，腫瘤指數若「接近參考值」，則對於未來治療後的追蹤較無參考價值；若「高於參考值」，則可以做為對病情變化或控制程度的參考。這裡要特別強調，腫瘤指數高低並不代表疾病嚴重程度，有人檢驗值相當高，但臨床一點症狀都沒有，但也有人指數正常可是病情卻已相當嚴重，所以，病友間互相比較腫瘤指數並無太大意義；唯有，比較自己在追蹤期間腫瘤指數的變化趨勢，才較有參考價值。

然而，腫瘤指數有時候在合理範圍內會有高高低低的變化，故指數若稍有增加但臨床上毫無症狀時，很難以單一次的指數爬升來代表疾病明顯惡化，除了透過專業醫師評估之外，有時尚須配合密集的指數追蹤或影像檢查，方能掌握病情。

腫瘤指數解讀

項目	參考值＊	高於參考值可能原因
CEA	＜5.0ng／mL	・大腸癌、胰癌、胃癌、肺癌、乳癌、甲狀腺髓質癌。 ・非惡性化病灶：抽菸、消化性潰瘍、發炎性大腸病、肝硬化、慢性肺疾病、胰臟炎、甲狀腺功能低下等。
CA19-9	＜37U／mL	・大腸癌、胰癌、膽管癌、胃癌等。 ・非惡性化病灶：慢性非酒精性肝疾病、慢性胰臟炎、糖尿病、間質性肺疾病等。

註：＊參考數值依各醫院所訂定數值為準

Q3 診斷大腸癌時，肝臟也同時發現有腫塊，這表示同時得到肝癌嗎？可以用肝癌的標靶治療嗎？

A3 如果診斷大腸直腸癌，又在肝臟發現腫瘤，一般會建議在安全的情況下對肝的病灶做切片檢查，目的是要確定究竟是肝的原發腫瘤或是大腸直腸癌的轉移。這個步驟相當重要，因為治療方式完全不同，如果確定是大腸癌轉移，則應以大腸癌的治療藥物做全身性的控制；畢竟，不同癌細胞其治療方式是不一樣的。也就是說，用肝癌的藥物去治療大腸癌的肝轉移是無效的，同理，以治療肺癌的藥物，不論化療或標靶藥物去治療大腸癌的肺轉移亦是無效的。

Q4 什麼是腹膜轉移？會有什麼症狀或不舒服？

A4 肚皮和腸子之間有一層空間稱為「**腹膜腔**」，內有腹膜組織，是柔軟的結締組織，做為緩衝用。當有癌細胞穿過腸壁而散落其上時，我們便稱為**腹膜轉移**，隨著癌細胞的生長，這層柔軟的結締組織便會變硬，抓住腸子，造成腸沾黏，使得腸子蠕動減緩或停滯。臨床上可能一開始無症狀，但病情進展時，會見到病人持續嘔吐、脹氣、腹痛或無法解便的情形。

病人若無法進食時可能需要長期打點滴給予靜脈營養支持；如果一直嘔吐則應考慮置放鼻胃管做引流；若腹水生成造成腹脹，可透過抽水以緩解症狀；腹痛可透過止痛藥達到緩解疼痛的效果；如果合併發燒感染則要以抗生素治療；少數情況會造成阻塞性腎病變，需要進一步的適當處置。

Q5　大腸直腸癌病人有什麼治療選擇？不能只接受手術就好，而不做化療嗎？

A5 腫瘤的治療方式主要包括手術治療、化學／標靶治療、放射線治療。醫學上認為轉移性癌症為全身性的疾病，透過手術是無法切除全部的病灶的，故一般轉移性大腸直腸癌主要治療方式，是以化療或加上標靶治療做全身性的控制。但手術治療對於轉移性大腸直腸癌仍然重要，其一是在於緩解原發腫瘤造成的症狀如阻塞、出血等；另外，大腸直腸癌如果只有合併少數肝臟病灶的轉移，經外科醫師評估有機會完全切除又不會影響到肝機能的狀況下，是會考慮先進行腫瘤病灶的切除，但即使可見的病灶完全切除，一般還是會建議接受「**術後的化學治療**」來預防復發或轉移。

　　隨著治療方法的進步，手術治療也擴展到局部性可切除的肺部或它處轉移病灶。即使一開始無法開刀，透過化療／標靶治療，部分病人如果效果很好，也有機會接受手術治療的。

　　在此要特別強調，每個病人的治療方式都不一樣，所謂治療準則（Guideline）僅能供參考，仍需專業的醫師及醫療團隊透過討論，幫病人做出最適合的治療建議，且不論是疾病初診斷或是治療期間病情發生變化，都應如此。

Q6　大腸直腸癌病人一定要做化療嗎？會不會很辛苦？有什麼副作用？化療期間病人要注意什麼？

A6 化學治療是轉移性大腸直腸癌治療不可或缺的一環。由於化學藥物治療攻擊對象主要是針對生長較快速的細胞，包括癌細胞以及身體正常細胞如腸胃道細胞、毛囊細胞、骨髓造血細胞等。

　　所以治療期間除了癌細胞得到控制外，身體也會因正常細胞受損而產生副作用如：疲累、味覺改變、口腔黏膜受損、噁心、嘔吐、腹瀉、掉髮、血球下降…等，然而這些副作用並不會一直持續，約莫幾天疲累、腸胃道不適會慢慢改善，必要時，醫師也可透過一些藥物來緩解病人的不適。

一般來說，醫師比較擔心的是骨髓造血細胞受到化療的影響，造成血球下降的副作用，尤其是「**白血球的下降**」代表著免疫力的不足，有時候會併發感染甚至造成生命危險。

而血球的恢復有時候需要時間，所以，治療期間醫師會跟病人一再強調營養的重要性、蛋白質攝取的必要性，希望病人在下一次預備做化療的時候，血球已回復而不致拖延化療的進行；也希望不要遇到因血球下降造成的併發症。

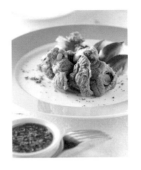

Q7 化療的藥物有哪些呢？有什麼副作用？

A7 ● **5-Fluorouracil（5-FU）**：為腸胃道腫瘤治療的老藥，也是大腸直腸癌治療不可或缺的藥。常見的副作用包括味覺改變、口腔黏膜受損、噁心、嘔吐、打嗝、腹瀉等。靜脈注射時有時會造成「周邊靜脈發炎」產生疼痛的不適，病人可見手上血管呈深色變化即為發炎後的痕跡；倘若病人有裝置中心靜脈導管（人工血管）則可避免周邊靜脈發炎的副作用。

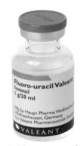

5-Fluorouracil

● **Oxaliplatin**：除了一般常見的腸胃道不適外，特別值得一提的是神經毒性，主要是造成周邊神經的不適感，可分為——

急性期（給藥後約一至三天內）：病人會對冰的溫度感到特別敏感，喝冰開水會有喉嚨刺痛不適感，或是手腳碰觸到溫度低的物品誘發刺痛麻麻的不適感，但此不適感大部分幾天內會消失，並不會長期存在。

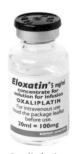

Oxaliplatin

累積性（約療程進行六至八次後）：開始會有周邊手腳的麻刺感，持續存在，隨著療程進行劑量的累加，這個麻刺感可能漸漸加重，甚至造成生活的不便，如：一些細微的動作會受到影響——如，扣鈕釦等需要靈敏周邊感覺的動作，這個不適感可能要一段時間才慢慢會減退。

目前還沒有很強的證據顯示有特別的藥物會減緩或預防這樣的副作用，因此，如果這種症狀越來越嚴重時，應立即告訴醫師，考慮調整劑量或停藥。

　　另外有一個少見的副作用是「過敏」，特別的是第一次或前幾次不會發生，但在六～八個療程後，發生的機會漸增；臨床表現即是在 oxaliplatin 這個藥物滴注的期間或滴完時發生癢疹、呼吸困難、肚子劇烈絞痛、渾身不適或甚至過敏性休克的狀況。通常，只要立即停藥，作適當處理即可，因此，當病人出現不適時應立即向醫護人員反應，千萬不要忍耐或忽視上述症狀。

　　● **Irinotecan**：常見的腸胃道副作用以「腹瀉」最嚴重，適度的搭配止瀉藥可減緩腹瀉。此外，有些人在接受藥物的一、兩天內會出現副交感神經亢進的症狀，如：流眼淚、流口水、肚子絞痛等，這些症狀並不會維持太久，但如果症狀極為不適，可藉由用藥物來緩解；此藥物，造成掉髮的程度會較其他藥物來得明顯。

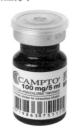

Irinotecan

　　● **Capecitabine（截瘤達）**：為口服的 5-FU 藥物，常見的副作用以腸胃道不適為主，比較特別的是手足症（Hand-Foot syndrome），病人會有手掌、腳掌疼痛甚至起水泡、破皮的不適。要視症狀的嚴重程度來調整藥物劑量、適度給予局部塗抹的藥膏或服用止痛藥或暫時停藥，可以改善症狀。

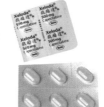

　　● **UFT（Tegafur&Uracil）**：亦為口服的 5-FU 藥物，常見的副作用以腸胃道不適為主。

Capecitabine

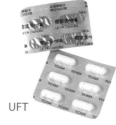

UFT

化學治療藥物常見的副作用

藥物	可能造成的不適
5-FU	味覺改變、口腔黏膜受損、噁心、嘔吐、打嗝、腹瀉…等
Oxaliplatin	腸胃道不適、神經毒性、過敏…等
Irinotecan	腹瀉、流眼淚、流口水、肚子絞痛…等
Capecitabine	腸胃道不適、手足症…等
UFT	腸胃道不適…等

Q8 聽說有新的標靶藥物，效果是不是比較好？
可不可以只做標靶藥物治療就好？

A8 標靶藥物的治療機轉是攻擊特定的目標（表皮生長因子受體，血管內皮生長因子），殺死壞細胞。因具專一性，故對正常細胞的傷害較低，較少骨髓抑制，但仍有特別的副作用。然而，單純使用標靶藥物效果並不好，一般都會建議化療合併標靶藥物使用，以期達到最大的治療效果及更佳的疾病控制。

目前國內使用的標靶藥物有兩種——

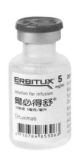
Cetuximab

- **Cetuximab（Erbitux爾必得舒）**：表皮生長因子受體（EGFR）阻斷劑；副作用有皮疹、腹瀉、甲溝炎等，尤其以皮疹最困擾病人，對外觀或生活品質都會造成某個程度的影響，但透過適當處置（如：局部塗抹藥膏、口服抗組織胺、或嚴重化膿時使用口服抗生素）可減緩不適。極少數病人會發生過敏反應，故第一次接受藥物輸注時，應注意如有畏寒、發燒、呼吸困難等任何不適，並立即向醫護人員反應以做適當處置。

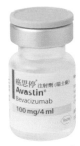
Bevacizumab

- **Bevacizumab（Avastin癌思停）**：血管內皮生長因子（VEGF）阻斷劑；副作用包括造成高血壓、蛋白尿等，須嚴密監控及適當處置（如調整血壓藥或暫停標靶藥物）。因會影響傷口癒合，故建議此藥物的使用和手術之間，最少間隔六週左右。少見但嚴重的併發症包括出血、栓塞、腸子破裂等，雖然發生機率極低，但一發生則可能造成生命危險。故須與主治醫師討論是否適合使用此藥物，治療期間也應監測注意可能的併發症發生。

此兩種標靶藥物健保使用之適應症皆有所限制，意思是說，在某些狀況下使用該標靶藥物健保會給付，其他狀況則不給付。如果不在健保給付的範圍內，是否要自費使用，則建議病人和主治醫師多討論，根據每個病人不同的狀況，醫師會做最適當的判斷及建議，沒有絕對對或錯的決定，病人應該也有權利充分了解各項資訊，參與治療的決定。

基因檢測與標靶藥物的成效

目前已知可透過基因檢測看腫瘤細胞是否具有 K-ras 基因突變——

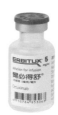

如果「有」，則可預測 Cetuximab 藥物無效；反之若「無」K-ras 基因突變，則 Cetuximab 治療會有效的機會則大大提升。

至於，Bevacizumab 目前仍無有效的基因檢測可事先得知使用此藥物是否有效。

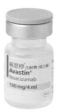

那麼，無 K-ras 基因突變的病人，到底要選擇 Cetuximab 或 Bevacizumab 來合併化療效果會較佳呢？目前仍無標準答案。

PART 5．大腸直腸癌的分期與治療

156

Q9 療程是怎麼進行？要治療多久？又怎麼知道治療有沒有效果？

A9 治療的療程因病情不同而異，通常「**點滴注射的化療**」是兩週進行一次，一次療程三天兩夜。「**標靶藥物**」有兩週給予一次，也有每週給予一次，如果遇上化療則在第一天化療開始前給標靶藥物。「**口服藥物**」一般是早、晚各一次給藥，藥量是依個人體重身高而定，故每個人的劑量並不同，可能吃一至兩週會讓病人休息一週，不過每個人病況不同，醫師會根據每個人不同狀況來給予藥物。

一般來說，治療一段時間後應透過 X 光、電腦斷層等影像檢查來瞭解疾病的狀況，方能得知治療效果，不過每個人病況不同，故追蹤評估的時間和方式也不盡然相同。有時候抽血驗腫瘤指數，有時候照 X 光即可，但必要時應以電腦斷層或磁振造影等較精密的檢查來做評估，有時候檢查時間間隔會視病況而縮短或拉長。

若檢查發現病灶明顯變大，則表示治療無效，則應考慮換藥；如果縮小、維持穩定、或變大一些但仍在可接受的程度，表示有效，便可持續以相同的藥物組合來治療。此外，於治療期間若病人覺得不適，且症狀持續加重，則應提早回診，請醫師評估是否有疾病惡化的可能，是否需提早檢查。

如果治療有效，那要治療多久？能否暫時休息？則要看病人的病況、藥物副作用及身體狀況做決定，很難在一開始治療即明確知道。故和醫師密切配合，多討論，才能對自己的病況及治療進度有所掌握。

Q10 為什麼會血球不夠？該怎麼做才能每次治療時都達到足夠的血球數？

A10 如果把人體的骨髓造血系統視為一個工廠，病人攝取的營養就好比原料，血球則為這個工廠的產品。每次化療就好比颱風或地震使得工廠停電停工，無產品（血球）供應，在市場上的產品（血球）便不夠使用（血球數下降），當化療的效應過後，工廠開工時，當然需要更多的原料（營養）才足以生產更多的產品（血球）以供應市場的需求。故病人在接受化療期間，醫師都鼓勵病人，攝取足夠的營養，在骨髓造血機能恢復時，方能大量製造所需的血球。

如果已經盡力攝取了相當足夠的營養，但每次在預定化療的時候卻又血球不夠該怎麼辦？請不要氣餒，有時候醫師會讓病人多休息幾天，讓骨髓有充裕的時間製造足夠的血球，或者適度的調減化療的劑量，以減少對骨髓造血機能的過度傷害。病人不用擔心是否如此會減低化療的效果，效果是看長期的，如果身體狀況未回復，勉強做化療可能會造成身體的傷害，反而得不償失。

但如果血球數真的太低了，針對白血球量太低，怕抵抗力太差而合併感染發燒時，可考慮使用「**白血球生長素**」；針對貧血或血小板低下，太低造成症狀或有危險時，則建議以「**輸血**」的方式補足不夠的紅血球或血小板。至於，什麼時候需要做這些處置則要由專業醫師來評估。

Q11 治療期間可以吃親友介紹的中藥或營養食品嗎？

A11 化療藥物需要肝臟、腎臟的代謝，故治療期間我們建議盡量減少身體額外的負擔，一般是不建議服用其他的來路不明藥物或營養品；但如果病人有強烈的需求，建議與醫師討論確認合適之後，方能使用。

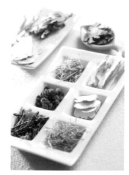

化學治療期間，應避免使用中藥，以免增加身體額外的負擔。

Q12 醫師說藥物已無效，要更換成下一線藥物，為什麼有做化療，疾病還是在惡化？究竟該怎麼辦？

A12 有些癌細胞天生就對治療的藥物有抗藥性，因而一開始就沒效。也有些癌細胞則是一開始對治療藥物有反應，但漸漸地對治療的藥物產生抗藥性，臨床上便看到疾病逐漸惡化。因此，一旦發現治療效果不彰，疾病在惡化，則應評估是否要更換藥物，至於換什麼藥物，則要由醫師針對病人狀況做出最佳的建議。

Q13 如果選擇不治療或一直換藥，但仍然治療效果不彰，病情惡化時可能會發生什麼狀況？腫瘤相關的併發症有那些？

A13 癌症疾病進展到後期會造成的併發症主要分兩大類，一為**腫瘤侵犯的器官機能衰竭**，其次為**感染**。

- **器官機能衰竭**：如果肝臟內腫瘤逐漸長大，壓縮正常肝細胞生存的空間，超過某個限度時，剩餘的肝臟細胞無法維持正常的生理作用，便會造成黃疸、凝血功能異常、嗜睡等肝臟機能衰竭的症狀。

  如果影響的是肺部，則可能會有咳嗽、喘逐漸加重的情形發生；骨頭轉移則會造成固定位置持續的骨頭疼痛，或甚至因骨頭脆弱造成骨折的風險增加；不同的器官會造成的症狀也不盡相同。

- **感染**：因體力逐漸下滑，抵抗力也逐漸衰弱，就會較一般人容易感染；加上腫瘤的侵犯位置可能造成正常解剖位置的改變，使得身體排除髒東西的能力受損，如：膽汁淤積造成膽道感染。

  癌症病人都應視自己為抵抗力較弱的人，如有不正常的發燒或任何的感染跡象，則應提早回診。

Q14 如果換了多種化療及標靶藥物，但疾病仍惡化又該怎麼辦？

A14 假若所有的化療藥物或標靶藥物皆已嘗試過，但疾病仍在惡化，或因疾病進展迅速造成體能下滑太快，而不適合再接受治療，此時的治療目標及方向便應以處理腫瘤造成的症狀為主。

譬如，疼痛可適度的，以止痛藥來做控制；食慾不振或嘔吐造成營養不足可適度補充靜脈營養；發燒感染時接受抗生素治療…等。

此階段應以「維持生活品質」為首要目標，勉強做化學藥物治療，其副作用及毒性反而會對身體造成更大的負擔。

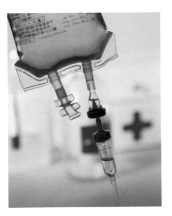

Q15 什麼是緩和醫療？

A15 當醫師已不建議積極性藥物治療時，表示依據病人的病況及體力，勉強做治療其壞處將遠大於好處。

此時病人、家人、醫療團隊都應重新思索照顧病人的目標，那就是以各樣的方法去減輕病人的痛苦，維持生活的品質，這便是緩和醫療的精神。

醫療團隊可能會加入新的成員，包括專業的緩和醫療科醫師、身心科醫師、社工師、心理師、護理師、宗教支持…等，當然最重要的還是家人的陪伴支持，透過大家的努力，讓病人身、心、靈得到撫慰。

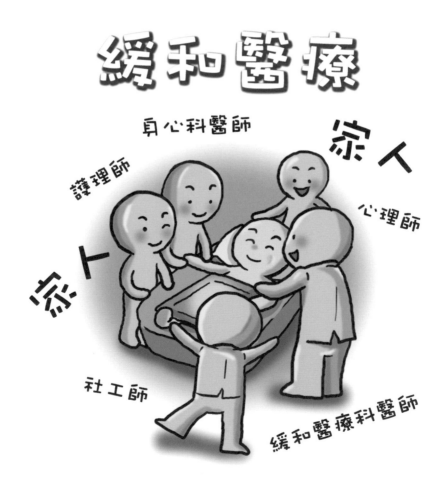

手術後的飲食原則

文／詹文華（營養室・營養師）

　　大腸直腸是人體整個消化道的末端，主要的功能是處理小腸消化之後的食物殘渣（無法被小腸吸收的東西），殘渣中的水分和電解質會在大腸內被吸收，然後形成糞便而被送到直腸，再從肛門排出體外。

　　為了讓禁食後、經歷手術過程的腸道重新適應，所以手術後初期至術後約1個月內的飲食內容，建議以「溫和軟質飲食」為主（即質地柔軟、易消化、非油炸、低刺激性的食物），避免因為過度高纖、過量易脹氣食物而造成腸道的負擔，而均衡飲食能夠讓病人在手術後儘早恢復體力和幫助傷口癒合。

大腸術後第一階段（手術後之住院期間）

剛開始進食的飲食注意事項

1. **遵照醫師的指示**：先開始喝水、然後喝清流質食物（詳見P162），再依腸道耐受情形而改成溫和、軟質飲食（詳見P162）。

2. **少量多次、嘗試性進食**：因為手術後大腸的功能尚在恢復中，所以在重新嘗試進食時，各種食物都應該避免一次吃下太多；因此，建議將醫院廚房送來的伙食分成3〜4次慢慢進食，自備點心和水果也應以平日量之大約1／4至1／3為準，再循序漸進地增加食用量。

3. 若飲食內容已經進展到溫和、軟質飲食，**應選擇容易消化的食物**，並細嚼慢嚥；若牙齒功能較差或體力尚未恢復而覺得咀嚼食物費力，應該請護理人員將伙食改成切碎的食物。

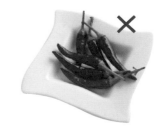

4. **避免易產氣、刺激性**（如辣椒、酒精、咖啡等）**的食物**，以預防腹脹或腹絞痛等情形。

5. 在術後開始進食期間，若有**異常的腹脹、腹絞痛、噁心、嘔吐、腹瀉或便祕**等情況，應告訴醫師或護理人員。

6. 遵照醫師或護理人員的指示**適當下床活動**，會讓全身的血液循環變好，也可以幫助恢復大腸蠕動功能，避免腹脹與便祕情形。下床活動也要採取漸進式，確定頭不暈，在有人陪之下才可以下床走路。

7. **正常休息及睡眠。**

8. 當停用點滴後，應記得**多補充流質食物和水分**，以預防便祕或脫水。

9. **避免服用中藥、草藥類補品**，也不要聽信偏方及另類飲食療法；至於市售營養品的補充，請詢問醫師、護理師或營養師確認後再使用，以避免不良的副作用發生。

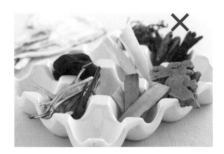

10. **出院後應遵照**醫師、護理師和營養師的**飲食建議。**

選擇清流質飲食

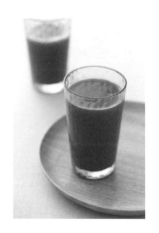

即**清澈無渣、不刺激腸道的流質食物**，如米湯、運動飲料、過濾後的無渣果汁、去油清湯、麥茶、蜂蜜水等。因為營養量較低、營養素不均，清流質飲食只能當作短暫的過度飲食；若開始進食後，腸道適應狀況良好，就應儘早嘗試全流質飲食或溫和軟質飲食。

選擇溫和、軟質飲食

是一種以**均衡飲食為基礎，粗纖維含量較低、質地柔軟易咬細、容易消化、非油炸、低刺激性的飲食**，可避免對腸道造成不適，並提供豐富充足的營養。

選擇溫和、軟質飲食

食物種類	可食用 ◯	避免食用 ✕
奶 類 及其製品	無。	各式奶類及其製品。
肉 類 （豬、雞、魚、海鮮）	去皮、筋的嫩肉，如絞肉、雞絲、魚肉、蝦仁等。	未去筋、油炸過硬、不易咬細碎的肉類，如牛筋。 雞肫（鴨肫）等。 花枝、魷魚等。
蛋 類	除油煎、油炸外，其他烹調方法製作之打散蛋類，如蛋花、蒸蛋、炒蛋、布丁等。	硬荷包蛋、滷製過久的硬蛋（鐵蛋）等。
豆 類	加工精製、去渣的豆製品，如豆腐、豆花、豆干、白豆包等。	油炸過的豆製品及未加工的豆類，如黃豆、綠豆、紅豆等。
五穀根莖類	精製的穀類及其製品，如白米飯、白麵條、白土司、白饅頭、無殼玉米醬等。 根莖類食品，如馬鈴薯泥等。	全穀類及其製品，如糙米、麥麩、燕麥、玉米、全麥麵包等。 根莖類食品，如甘藷（地瓜）、芋頭等。 糯米類及其製品，如粽子、湯圓等。
蔬 菜 類	各種過濾蔬菜汁。 嫩的葉菜類。 去皮、子的成熟瓜類，如燒爛的大黃瓜、絲瓜、冬瓜等。 菇類（去蒂頭、切片）。	粗纖維多的蔬菜，如竹筍、芹菜等。 蔬菜的梗、莖及老葉。 未去蒂頭菇類、金針菇。 未烹調的蔬菜，如生菜沙拉。
水 果 類	各種過濾果汁。 纖維含量少，且去皮、子的水果，如香蕉、葡萄、木瓜、香瓜、蘋果、新世紀梨等。	含高纖維的水果及其未過濾果汁，如棗子、黑棗、柿子、蕃石榴、鳳梨。 含種子的水果，如奇異果、火龍果、小番茄。
油 脂 類	各種植物油、動物油及其製品。	堅果類，如腰果、瓜子、花生、核桃、杏仁、栗子等。
點 心 類	新鮮、易消化的清蛋糕及餅乾。	添加水果、核果、椰子粉、芝麻及忌食食物做成的餅乾、蛋糕，如五穀粉、全麥高纖蘇打餅等。 油膩過甜的點心，如沙其瑪、綠豆湯、八寶飯等。

避免**易產氣**的食物

這類食物含有豐富的寡醣類及多醣類碳水化合物，因為在小腸內不易被消化吸收，所以在大腸道內經細菌發酵利用而產生氣體。大腸手術後的進食期間，應該依照個人腸蠕動恢復、排氣、排便正常化程度以及活動量的增加，而由少量漸進地嘗試這類食物，則可避免脹氣造成的不適。

常見易產氣的食物

食物種類	避免食用 ✕	可以吃少量 ◯
奶類	牛奶、冰淇淋、奶製品	優酪乳、優格
豆類及其製品	未經加工過的豆類，如：紅豆、綠豆、黃豆、毛豆、蠶豆、皇帝豆、豌豆 含豆渣的豆漿	豆腐、豆干、無渣豆漿等豆製品
主食類	甘藷（地瓜）、芋頭	馬鈴薯 麵包、饅頭、蛋糕
水果	文旦（柚子）	蘋果、葡萄、西瓜
蔬菜	• 莢豆類，如四季豆、長豆。 • 芽菜類，如黃豆芽、綠豆芽。	十字花科類蔬菜，如甘藍、大頭菜、綠花菜、高麗菜、白蘿蔔。 爆香類蔬菜，如蔥、大蒜、洋蔥、九層塔、蕗蕎。 特殊香味類蔬菜，如韭菜、青椒。
其他	• 碳酸飲料、啤酒 • 含糖醇（如山梨糖醇、木糖醇等）的口香糖和其他食品	

大腸術後第二階段（手術後初期至出院後1個月內）

出院後的飲食注意事項

1. 出院後，應遵照醫師、護理師和營養師的飲食建議，**繼續採用溫和、軟質飲食**（詳見P162）的飲食原則，避免易產氣（詳見P164）、刺激性（如辣椒、酒精、咖啡等）的食物，直到出院後的第一次返診。

   這次門診後至術後約一個月，可漸漸放寬飲食上的限制，改為「軟質、適度纖維飲食」（詳見P166）。

2. **仍然維持少量多次、嘗試性進食：** 因為出院後返家會接觸到很多住院中還沒有吃過的食物，包括不同的配菜、多樣的水果、中西式的點心等；所以在嘗試不同種類的食物時，仍應該避免一次吃下太大量；建議以平日量之大約1／3為準，嘗試後若沒有不適反應，再循序漸進地增加食用量。

3. 在術後的恢復期間，**應以「均衡飲食」為基礎，新鮮多樣化為方法，維持體重為目標。** 補充足夠的熱量，可以維持體重、提供身體所需要消耗的能量、保持身體基本功能；也需要多吃的富含蛋白質的食物，如魚、肉、蛋、去渣黃豆類製品，以幫助身體修補組織、恢復傷口。

   建議病人出院後要測量體重，最好選用同一個磅秤，每2～3天測量一次，最佳測量時間是早上起床如廁後、用早餐前，這樣可以減少體重測量的誤差，不要輕忽「體重減輕」所代表的「營養攝取量不足」的意義。

4. **仍然要維持細嚼慢嚥。** 食物切得細薄、小塊，烹煮至柔軟、易咬，則可以讓食物更容易消化吸收。另外，要提醒大家的是：要把已經慢吃咬細的食物都吞嚥下去，這樣才能補充到食物本身所含有的營養和膳食纖維（尤其肉類和青菜）。傳統觀念中，常認為肉湯、魚湯比肉的本身來得營養，這觀念是不正確的！應該把咬碎的肉都吞下去，這樣才能補充到肉類本身所提供的高蛋白質，幫助術後傷口的恢復。菜葉、瓜類蔬果、軟

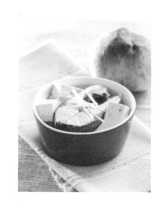

質水果富含維生素、礦物質和膳食纖維，有吸收水分的效果，會讓糞便比較保水柔軟、體積增加，而易於排出，故具有預防及舒解便秘的作用。

5. **要有定時定量的飲食計畫和規律的運動。**若能訂出每天規律的飲食內容（包括多久吃一次、每次吃多少量等）和運動計畫（配合睡眠、休息、進食時間，依照自己體力的耐受程度而定），這對術後腸道的恢復、排便習慣的建立都有幫助。

6. 若有**異常的腹脹、腹絞痛、噁心、嘔吐、腹瀉或便祕**等情況，應與醫師或護理師聯絡。

7. **正常休息及睡眠。**

8. **適當補充流質食物和水分**，以預防便祕或脫水。

9. **避免服用中藥、草藥類補品**，也不要聽信偏方、另類飲食療法；至於，市售營養品的補充，請詢問醫師、護理師或營養師確認後再使用，以避免不良的副作用發生。

選擇軟質、適度纖維飲食

選擇軟質、適度纖維飲食

食物種類	可食用 ⭕	可適量食用 ⭕	避免食用 ❌
奶　類 及其製品		各式奶類及其製品，如優酪乳、優格等。	有乳糖不耐症或腹瀉者，各式奶類及其製品皆應避免。
肉　類 （豬、雞、 魚、海鮮）	去皮、筋的嫩肉，如絞肉、肉絲/丁、雞絲/丁、魚肉、蝦仁等。	・未去皮及油煎的肉類。 ・燉爛的牛筋等。 ・牡蠣、文蛤等柔軟海鮮。	・未去筋、油炸過硬、不易咬細碎的肉類。 ・雞肫（鴨肫）等。 ・花枝、魷魚等。
蛋　類	除油煎、油炸外其他烹調方法製作之打散蛋類，如蛋花、蒸蛋、炒蛋、布丁等。	除油煎、油炸外其他烹調方法製作之全蛋類，如渥蛋、嫩的荷包蛋、軟的滷蛋等。	硬荷包蛋、滷製過久的硬蛋（鐵蛋）等。
豆　類	加工精製、去渣的豆製品，如豆腐、豆花、豆干、白豆包等。	少量油炸過的豆製品及未加工的豆類，如綠豆、紅豆等。	大量、未加工的豆類，如黃豆、黑豆等。

食物種類	可食用 ⭕	可適量食用 ⭕	避免食用 ❌
五穀根莖類	• 精製的穀類及其製品，如白米飯、白麵條、白土司、白饅頭、無殼玉米醬等。 • 根莖類食品，如馬鈴薯泥等。	• 少量、柔軟的全穀類及其製品，如糙米粥、細麥粉等。 • 根莖類食品，如地瓜稀飯、芋頭西米露等。	• 大量、硬實的全穀類及其製品，如大燕麥、玉米粒、十穀飯等。 • 糯米及其製品，如粽子、湯圓、麻糬等。
蔬菜類	• 各種過濾蔬菜汁。 • 嫩的葉菜類。 • 去皮、子的成熟瓜類，如燒爛的大黃瓜、絲瓜、冬瓜等。 • 菇類（去蒂頭）。	• 一般葉菜類。 • 少量含豆子之蔬菜類，如四季豆、豆芽菜等。	• 粗纖維多的蔬菜，如竹筍、芹菜等。 • 蔬菜的梗、莖及老葉。 • 未去蒂頭菇類、金針菇。 • 未烹調的蔬菜，如生菜沙拉。
水果類	• 各種過濾果汁。 • 纖維含量少，且去皮、籽的水果，如香蕉、葡萄、木瓜、香瓜、蘋果、新世紀梨等。	• 少量未過濾含渣果汁。 • 少量含種子的水果，如奇異果、火龍果、小番茄。	• 大量未過濾含渣果汁（大於500毫升/次）。 • 含高纖的水果，如棗子、黑棗、柿子、番石榴、鳳梨。
油脂類	各種植物油、動物油及其製品。	少量堅果類及其製品，如堅果飲、芝麻糊等。	大量堅果類，如腰果、瓜子、花生、核桃、杏仁、栗子等。
點心類	新鮮、易消化的清蛋糕及餅乾。	• 少量添加水果、核果、椰子粉、芝麻所做成的餅乾、蛋糕及麵包，如五穀粉、全麥蘇打餅等。 • 少量油膩、甜的點心，如沙其瑪、綠豆湯等。	糯米及其製品，如八寶飯、年糕等。

各種症狀的飲食對策

大腸在手術後初期，腸道功能會暫時下降，再加上飲食內容調整（包括水分補充）和活動量差異，排便情況可能會和手術前有所不同。

腹瀉時的飲食調整

1. **若在急性腹瀉時，可先嘗試清流質飲食**（在進食初期12～24小時內），以補充腹瀉期間身體流失的水分和電解質，並讓腸道休息。清流質飲食種類詳見（詳見P156）內容。

2. **應暫時避免進食富含粗纖維的蔬菜、水果、全穀類和全豆類**，待腹瀉情形緩解後再逐漸增加。可選擇纖維含量低的食物，如白米粥（飯）或麵條、白土司、蒸蛋、去皮蒸煮的雞肉、蒸或烤的魚肉、煮或滷的瘦肉、稀釋果汁等；而富含水溶性纖維之食物，如蘋果泥、香蕉、愛玉、果凍（不含蒟蒻）、嬰兒麥粉等，具有緩瀉效果。

3. **應注意食用牛奶、乳製品和添加牛奶（奶粉）製作的點心**，因「乳糖不耐受症」也是引起腹瀉的原因之一。若病人確定沒有乳糖不耐症的病史，可暫時停用牛奶及乳製品，或視情況稀釋、減量，待腹瀉情形穩定後再逐漸增加。

4. **避免攝取油膩、高脂及油炸的食物**，如炒飯（麵）、蔥油餅、牛角麵食、炸排骨等。

5. **應限制含咖啡因的食物及飲料**，如咖啡、濃茶、可樂及巧克力等。

6. **避免濃烈刺激的調味料**，如辣椒、胡椒、咖哩等。

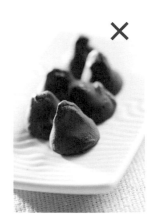

7. **避免冰冷的食物及飲料**，以室溫至微溫較為適當。

8. **少量多餐方式用餐**，以減少腸道的刺激和負擔。

9. 應視個人情況而**減少易產氣食物**的攝取。

10. 若腹瀉問題持續或更嚴重，或糞便的顏色、氣味異常，應與醫師、護理師聯絡，由醫師決定是否需服用止瀉藥或需要進一步檢查。

11. 與醫師討論，是否補充益生菌來增加腸道中的有益菌，以改善腹瀉的情形。

便祕時的飲食調整

1. **增加富含膳食纖維的食物：**如白米飯換成糙米飯、地瓜飯或燕麥粥、多吃蔬菜水果（若打成蔬果汁，則應保留蔬果渣的部分一起喝）、點心可增加一些紅豆（綠豆）湯、愛玉、果凍等。

2. **補充足夠的水分：**衛生署公布的「國民飲食指標」建議每天應攝取約六至八杯的水，而一杯份量是240毫升，所以每天應補充約1,500～2,000毫升的水（可包含湯、果汁、豆漿、牛奶等流質食物），以使糞便柔軟。也應依照個人的排汗狀況、運動流失程度和天氣炎熱變化而增加水分的補充。

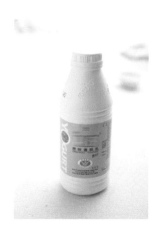

3. **每日應有適度的運動（如散步），**可促進腸道蠕動功能。

4. **每日儘可能固定進食及如廁的時間。**

5. **添加果寡糖於流質食物內飲用，**或吃一些有添加木寡糖及寡醣類的食品，可改善便秘情形。（用量請依各產品包裝上的說明使用）

6. **含有益生菌之食物**（如優酪乳、優格），可改善腸道菌叢生態，進而改善便秘問題。

7. **必要時，**與醫師討論是否**使用軟便藥物。**

脹氣時的飲食調整

　　在人體消化道內的氣體主要來源有二：一是外在的空氣進入體內；當你嚼口香糖、吃飯同時聊天說話或囫圇吞棗地嚥下食物時，不少空氣也隨之下肚。

另一來源是我們吃下的食物、不被小腸吸收的部分，進入大腸後，會被大腸內細菌分解利用，此過程就會產生氣體（吃不同的食物會產生不同的氣體，包含氮氣、氫氣、二氧化碳及甲烷等）。因此，脹氣時應該調整進食方式和飲食內容：

1. **細嚼慢嚥。**

2. **避免進食中說話聊天**而吞入較多的空氣。

3. **避免易脹氣食物**，見（詳見P164）表格內容。

4. **每日應有適度的運動**（如散步），可促進腸道蠕動功能和使消化道內的氣體排出。

5. **必要時**，與醫師討論是否需進一步**檢查腸胃功能或使用消脹氣藥物**。

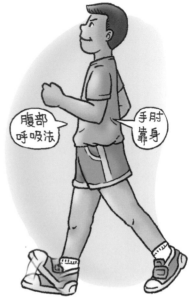

腹部呼吸法　　手肘靠身

每日散步可促進腸道蠕動

裝置人工肛門時的飲食調整

1. 人工肛門的排便型態，大多為半固狀，偶有固體成形或水樣便，這與人工肛門的位置不同和飲食內容改變有關。

2. 飲食內容仍以「**均衡飲食**」為基礎，避免大量粗糙高纖的食物。因個別生活習慣、飲食內容差異之因素，可觀察糞便形態和排氣情形，選擇較適合自己的食物。

3. **當脹氣或排氣有異味時**，則應減少全豆類、奶類製品、地瓜、芋頭、洋蔥、青椒、韭菜、大蒜、海鮮、碳酸飲料、啤酒等食物。

4. **補充足夠的水分或流質食物**，可使糞便易排出，並避免脫水或便祕。

5. **若造口位置在小腸**，排泄物多為水樣便，須注意水分及電解質的補充。

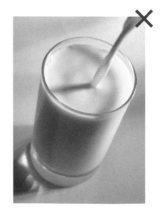

化學治療期間的營養照護

文／詹文華（營養室‧營養師）

　　研究報告指出，癌症病人在出現症狀、確立診斷時，約有 50％的人已經有體重減輕和營養狀況不足的情況，其程度則因不同的癌症種類而異。

　　維持良好的營養狀況是癌症治療中很重要的一部分，在治療期間，正確的飲食選擇可以幫助維持體重、提昇自體免疫力和預防身體組織功能失調，並重建因癌症治療而受損的組織、幫助抗癌療程順利完成，這才是正確的抗癌飲食觀念。

治療期間維持均衡的飲食

　　「**免疫能力**」在接受化學治療期間特別重要，如果吃的量不夠或是選擇的食物種類不適當，身體就必須消耗貯存的養分來作為能量來源，而造成體重減輕、抵抗力變差、恢復時間延長而比較容易受到感染，因此不建議癌症病人在治療期間採用「饑餓療法」或「生機飲食」。

　　此外，在實證醫學中，並沒有證據顯示任何一種食譜、某一種食物或單一種營養素可以治療癌症或是防止癌症再復發。現有的資訊則建議——**在治療期間維持均衡的飲食，每天要攝取六大類各種不同的食物，並增加熱量和豐富的蛋白質，來保持穩定的體重，並持續適度的活動量**，這對於癌症病人會有明顯的幫助。

　　同時也建議病人在**補充維他命（或礦物質）製劑之前，應該先詢問醫師、護理師或是營養師**，才是最安全的方式。有些維他命或礦物質攝取過多也會損害我們的健康（如維他命 A、維他命 E 等），另某種維他命超量的補充甚至可能降低癌症治療的效果（如維他命 C、D、β 胡蘿蔔素等）。

　　若因為某些原因或個別情況，在一段期間內無法吃均衡飲食，建議可以考慮補充綜合維他命（或礦物質）製劑，劑量應相同於一般人每日營養素建議量（約 100％以下），使用目的是為了彌補飲食攝取不足和避免身體缺乏，並非愈多愈好，**應避免使用高劑量的、單一的營養素補充製劑**。

癌症相關營養不良的常見原因

1. 疾病本身造成病人的營養攝取量減少（癌細胞分泌的某些物質會造成食慾減退、噁心）或是改變體內營養素的代謝情形（醣類、蛋白質、脂肪、體液或電解質）。

2. 腫瘤本身影響食物通過和營養吸收（如食道、胃腸道的癌症等）。

3. 各種治療造成的營養攝取或吸收障礙（手術、化療、放療或症狀處置藥物等），讓病人有食慾不振、噁心嘔吐等不適感。

4. 各種治療造成身體組織的受損傷害，必須補充高熱量和高蛋白質食物，來恢復身體的正常功能，因此癌症病人的營養需求量較正常人為高。

5. 其他：情緒影響、採用不適當的飲食等。

化療期間的飲食原則

治療期間要以「**均衡飲食**」為基礎，攝取各種不同的食物來維持身體健康，每天的飲食內容應包括下列六大類食物——

·**全穀根莖類**：像是米飯、麵包、麵條、穀片、地瓜、馬鈴薯、芋頭、山藥、玉米、紅豆／綠豆等及其製品，可以提供碳水化合物（包括纖維質）、一些蛋白質和部分維他命 B 群、維他命 E。碳水化合物會供應身體主要的能量，使身體維持良好功能、保持體重和避免身體組織蛋白質被分解消耗。

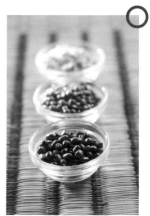

·**豆蛋魚肉類**：像是黃豆類、蛋類、魚肉類（指魚類、海鮮、家畜、家禽）及其製品，可以提供蛋白質、部分維生素和礦物質、飽和脂肪酸。蛋白質幫助身體修復組織細胞，維持生理功能並對抗感染。化學治療期間建議完全熟食以充分殺菌。

·**低脂奶類**：像是乳品、優格、優酪乳和起士等，可以提供蛋白質、部分維生素和礦物質（尤其鈣質）。化學治療期間若有白血球低下的情況，建議暫停食用優格、優酪乳。

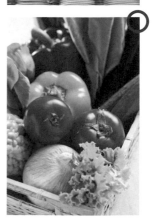

·**蔬菜類**：像是綠色葉菜類、芽菜類、瓜類、菇類、蘿蔔類、海菜類等，可以提供身體所需的部分維

生素（如維生素 A、部分維他命 B、C）及礦物質、纖維質。化學治療期間免疫力較差，建議完全熟食，因生菜可能有殘留細菌或寄生蟲卵等問題，應避免沙拉、精力湯方式的吃法。

·**水果類**：選擇當季、新鮮、可去除果皮的種類，可以提供果糖、部分維生素（如維生素 A、C）、礦物質及纖維質，化學治療期間建議先去除果皮後再食用，可避免果皮上殘留細菌造成的感染問題。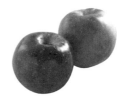

·**油脂與堅果種子類**：選擇各式植物油、多樣適量的堅果種子類，可以提供不飽和脂肪酸、部分維生素（尤其脂溶性維生素）、礦物質。不飽和脂肪酸供應身體所需的熱量，使身體維持良好功能和保持體重。堅果種子類的食用，在化學治療期間應留意儲放問題（避免受潮發霉）並視情況適量攝取。

每日飲食指南

衛生署於民國 100 年 7 月公布了修正版的「每日飲食指南」，以扇形圖呈現每人每天應攝取食物的種類及份量的概念，而各類食物所提供營養素不盡相同，每一大類食物無法互相取代，可查詢行政院衛生署網頁：**http://www.doh.gov.tw/CHT2006/DM/DM2_p01.aspx?class_no=25&level_no=1&doc_no=81139** 或食品藥物管理局網頁：**http://consumer.fda.gov.tw/Pages/List.aspx?nodeID=72**。

而癌症病人在化學治療期間需要較高的熱量及蛋白質，建議應該增加豆蛋魚肉類和奶類的攝取；也要視個人狀況而調整各類食物的選擇和食用量，例如發生腹瀉情形，應暫時減少奶類和高纖食物的份量（蔬菜、水果、全穀類或全麥製品），並採用低油的烹飪方式。

治療期間應「**少量多餐**」，隨時留意自己的身體反應，食物的烹調方式和飲食種類的選擇都以自己能接受為主，例如蒸蛋或炒蛋、吃自助餐或義大利麵、吃水果或喝果汁…等，都可依當時的喜好而定。有時候改變食物的型態可以增加食慾和進食量，如吃整塊的排骨肉會覺得吞嚥不易，可以嘗試絞肉做的蒸肉餅或肉燥等。可嘗試新食物和新做法，所攝取的任何食物對於熱量、蛋白質的

補充和體重的維持都會有所助益。治療期間若有飲食相關的問題，可詢問醫護人員或營養師，不要害怕發問，只要有任何不清楚的地方可以請他（她）們重複解釋。

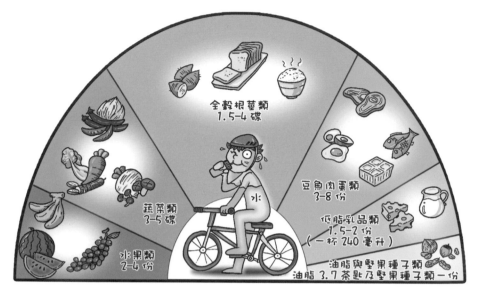

大腸直腸癌病人每日飲食種類及份量的簡易指南。

各種症狀的飲食對策

化學治療所造成的副作用，常造成病人心理上的焦慮和而影響進食；其實副作用發生的情況因人而異，會依個人使用化療藥物的種類、治療劑量的多寡和治療期間長短而不同，可以先請教醫師有什麼可能產生的相關副作用，但不要緊張焦慮，醫師會盡量將副作用控制在最低的情形。

化學治療期間並不是每一個人都會有嚴重的進食問題，以下列出的飲食問題處理方法，是當某一副作用發生時，讓大家有參考資料可依循來調整飲食內容，嘗試看看、讓病人各自找到適合自己的進食方法。（參考資料：衛生署臨床營養工作手冊）

食慾不振時的飲食調整

1. 「吃不下、沒食慾」常常是許多複合的原因所造成的結果，所以，**應先找出食慾不振的原因**（必要時與醫護人員討論），再針對它加以處理，才能有效改善進食的狀況。病人應充分了解，適當進食及維持營養的重要性，必須攝取足夠量的食物。

2. 烹煮食物之調味方式（如紅燒、油炒／油煎、加糖等），除非有其他慢性疾病需限制飲食內容（如糖尿病病人限制甜食、高血壓病人限制用鹽量等），應依照平日喜好的口味調理，**不用刻意清淡烹煮，以免減低食慾。**

3. **在身體較舒適的時刻多進食**（如接受化療之前或兩次治療之間），必要時於用餐前使用止吐藥物，在用餐後使用控制症狀的藥物（如止瀉藥物等）。

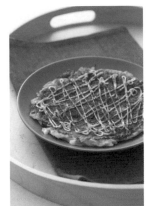

請於正餐時間吃固體食物。

4. **少量多餐**（每1～2小時可吃少量正餐或點心），訂下進食之時刻表，若感覺饑餓時，可隨時進食，三餐勿過飽。

5. **高營養濃度的食物或喜愛的食物應優先進食。**在此時可以稍微打破健康均衡的飲食原則，短期內先以增加進食量為優先。

6. **可於正餐時間吃固體食物，等點心時間再補充液體食物，**以避免過度飽脹感。

7. 請家人或朋友協助製備食物，也可選擇衛生、全熟的市售食品或外賣食物，以節省體力和時間。

8. **營造愉快的用餐環境，**也可與家人或朋友一起用餐，良好的用餐情緒可促進食慾。

9. **儘可能參與日常活動，**餐前飯後可稍做散步以促進腸胃蠕動。

10. 隨時預備高熱量、高蛋白的點心、**飲料或醫療營養品，**以方便補充營養。

11. 若攝食不足，造成**體重嚴重減輕時**（如：減輕體重達平常體重的2%／週、5%／月、7.5%／3個月、10%／6個月），則應積極**採用管灌或靜脈營養補充。**

＊**點心的種類**，建議可選擇含有熱量（主食類、油脂類、水果類）和含有蛋白質（豆蛋魚肉、奶類）的複合食物，如：煎蛋三明治、蛋餅、綜合豆花、餛飩湯、紅豆牛奶湯、水果牛奶、肉絲冬粉湯…等。

味覺或嗅覺改變時的飲食調整

1. **烹調方式應多樣化**，儘量選擇或製備讓病人覺得較能接受的食物。

2. **搭配各種富含蛋白質的食物**，以增加蛋白質的補充；可利用辛香料（如蔥、薑、大蒜、洋蔥、九層塔、八角等）來去除魚肉類的腥味、苦澀味，或特殊香味食材（如番茄、芹菜、香菇、鳳梨、檸檬汁等）來提高食物風味。

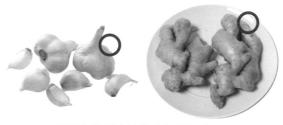

利用辛香料去除魚肉類的腥味

3. **其他注意事項：**

   (1) 將食物放冷至室溫再食用。

   (2) 避免令病人覺得難吃的食物，如苦味較強的食物（苦瓜、芥菜等）。

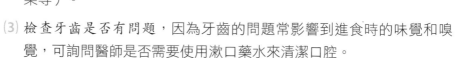

   (3) 檢查牙齒是否有問題，因為牙齒的問題常影響到進食時的味覺和嗅覺，可詢問醫師是否需要使用漱口藥水來清潔口腔。

＊**參考菜單**如：紅燒肉、番茄洋蔥燉肉、蔥爆肉絲、鳳梨糖醋肉片、三杯雞、日式咖哩雞、香菇雞湯…等。

口乾、黏膜發炎、口腔疼痛時的飲食調整

1. **改變食物的選擇及調整製備方式——**

   (1) 選用質地柔軟或細碎的食物，如絞肉、魚肉、豆腐、蒸蛋和稀飯、麵線等，以利咀嚼和吞嚥。

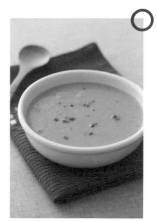

(2) 將食物拌入湯汁或以勾芡方式烹調（如燴飯、濃湯等），有助於咀嚼和吞嚥。

(3) 做成較滑潤的型態（如果凍、肉泥凍、布丁），來幫助咀嚼和吞嚥。

2. **少量多餐**，每1～2小時可吃少量軟質點心或流質食物，且多補充水分。

3. **應避免粗糙生硬的食物**（如炸雞塊、五穀飯等），少吃刺激性食物（如酸味強、太甜、太鹹、辣味的食物或含酒精的飲料）。

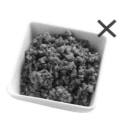

4. **進食時應細嚼慢嚥**，食物和飲料以室溫為宜。

5. 可詢問醫師，**必要時於使用緩和症狀的藥物**（如止痛藥、有麻醉性的漱口藥水或人工唾液等）。

6. **其他注意事項：**

(1) 注意口腔清潔衛生，去除食物殘渣及細菌，可減少傷口感染。

(2) 避免體重減輕，進食高熱量、高蛋白質食物或補充醫療營養品，有利傷口癒合。喝肉湯時（如雞湯、魚湯、排骨湯、牛肉湯），也要將肉剝絲、咬細後一併吃下，才能充分補充蛋白質。

(3) 若嚴重口腔潰瘍，甚至有吞嚥困難和進食量嚴重不足的情況，則需考慮管灌飲食。

＊**參考菜單**如：清蒸鱈魚、蝦仁豆腐、魩仔魚蛋花羹、豆腐味噌湯、絞肉蒸蛋、蚵仔麵線、雞茸蛋花粥、南瓜／洋芋絞肉濃湯、水果牛奶⋯等。

噁心、嘔吐時的飲食調整

1. 若情況嚴重，可詢問醫師是否**使用止吐藥物**。

2. **若嘔吐情況嚴重**，暫勿進用任何食物或飲水至嘔吐症狀改善為止。**嘔吐症狀緩和後**，可嘗試少量飲水和清流質食物，再依耐受度漸漸加量，然後再進展至少量全流質食物，接著調整飲食內容為軟質食物或普通食物。

3. **當身體反應類似「懷孕害喜」的不適感**，應暫時避免接觸造成病人出現噁心症狀的食物和環境。

⑴ 避免太甜的食物，如糖果、西點或蛋糕。

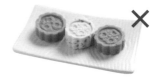

⑵ 避免太油膩、油炸、含濃烈辛香料或辣味之食物。

⑶ 吃正餐時，勿喝大量液體，以免因飽脹感造成噁心。

⑷ 避免在通風不良、較高溫或有油煙味的空間進食。

⑸ 若治療會引起噁心感，在治療前1～2小時內勿進食。

4. **選擇病人覺得較可口的食物、較舒適的用餐方法和環境。**

⑴ 嘗試選擇味道較清淡、單純的食物，如：稀飯、吐司、蘇打餅乾、麥片、海綿蛋糕、水果等。

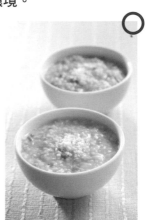

⑵ 吃接近室溫或冰涼的食物，如：布丁、豆花、果汁、冷蕎麥麵、熟食壽司等，因熱食較易引起噁心感。

⑶ 少量多餐（每日6～8餐），並放慢進食速度，用餐前後宜漱口。

⑷ 選擇質地柔軟、容易咀嚼吞嚥的食物及舒適的用餐環境。

⑸ 當有噁心感出現時，可以嘗試新的食物或其他的烹調方式。

⑹ 餐後可以適度活動，如：散步。

⑺ 衣著宜寬鬆舒適。

白血球減少時的飲食調整

1. 注意**食品衛生安全**很重要，製備食物前後及用餐前，需以肥皂和清水充分洗淨雙手。

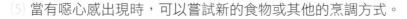

2. 選購**品質新鮮、包裝完整或標示清楚**的食品。

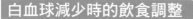

3. **只吃煮熟的食物**，避免生食或烹煮不完全的食物，水果需先去皮、削皮後再食用。應避免食用生菜沙拉、櫻桃、小番茄、未全熟牛排、生魚片、溫泉蛋、蜂蜜等。

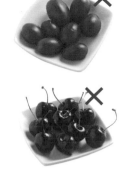

4. **熟食、生食分開處理**，應避免交叉汙染。

   (1) 在廚房裏準備「兩套」刀具和砧板，分開處理生、熟食，且使用過後的刀具及砧板需徹底洗淨與消毒。

   (2) 絕對不可把煮熟的食物放在裝過生肉類或生海鮮，且尚未洗乾淨的容器或碗盤裏。

   (3) 使用微波爐烹調食物時，需確定食品中沒有溫度不足的部位。為達到最佳效果，可將食物加蓋，並攪動旋轉食物以達烹調均勻。若微波爐為「非旋轉式」，則需在烹煮過程中將食物取出轉動一、兩次。

5. **烹煮好之食物應儘速食用**，勿在室溫下放置過久；熱食保存溫度應維持在60℃以上，冷食保存溫度應於4℃以下，且食物應加蓋或包裝以避免被污染。

6. **用餐剩餘的食物應先將它加蓋或包裝**，並於1小時內放入冷藏庫，冷藏溫度應在7℃以下；在下一餐食用前需充分加熱處理，並於24小時內吃完。

7. 烹煮好的食物如需冷凍儲存，應先將食物分裝、加蓋或包裝，**冷凍溫度應在−18℃以下**。

8. **飲用煮沸過的水**，避免生水及礦泉水。

9. 與親友一起聚餐時，**建議應使用公筷母匙或先將個人食用份量夾出來**，可減少經由唾液傳染的疾病。

10. **攝取足夠的營養**，避免體重減輕，隨時預備高熱量、高蛋白的點心、飲料或醫療營養品。

貧血時的飲食調整

1. 若有出血的情況，可與醫師討論先對症處理。

2. **攝取足夠的營養**，避免體重減輕，仍應維持高熱量、高蛋白的飲食。

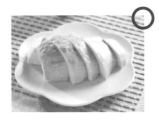

3. **多選用牡蠣、貝類、紅肉**（如：牛肉、豬肉、羊肉）、**內臟類**（如：豬血、鴨血、豬肝、雞肝、豬腰）和**全蛋**以補充鐵質、維生素B$_{12}$和蛋白質等，有助改善貧血狀況。必要時，與醫師討論是否需要補充鐵劑或維生素B群。

4. **若是缺鐵性貧血**，飯後吃些富含維生素C的水果（如：柑橘類、芭樂、奇異果、木瓜、番茄、草莓等），有助於該餐鐵質的吸收；另因茶和咖啡含有單寧酸，會減少鐵質吸收，建議應於餐前或飯後1~2小時飲用。

5. **若是全素食的缺鐵性貧血病人**，可以多吃黑芝麻、堅果種子、全穀類、藻類、海帶、深綠色蔬菜等含鐵量較高的植物性食物，或者進餐時喝一杯柳橙汁和搭配富含維生素C的蔬果，將可幫助人體對鐵質的吸收。

全素食的缺鐵性貧血

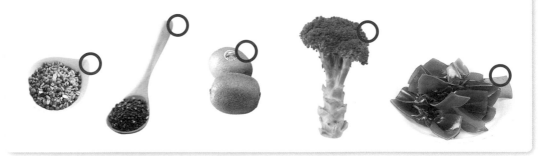

【腹瀉時的飲食調整】見術後飲食原則（詳見 p.168）

【便秘時的飲食調整】見術後飲食原則（詳見 p.169）

放射線治療時的飲食原則

放射線治療依照射部位不同，對身體會造成不一樣的影響。大腸直腸癌病人，因照射部位在腹腔，在接受放射治療殺死癌細胞的同時，也會影響正常的腸道細胞，可能會發生腹瀉、腹脹、腹痛、消化不良、便秘、腸阻塞等的情形。若發生上述副作用，可依照前述之飲食調整原則，來減緩不適症狀。

若還有不清楚的部分或其他疑問，可至治療的醫院請教醫護人員或營養師。

營養品的選擇原則

文／詹文華（營養室・營養師）

　　癌症病人在治療過程和恢復期間常常會有「營養補充夠不夠？」「是不是要買○○營養品才好呢？」這類問題。大家都知道營養不良會造成傷口癒合或血球恢復較慢、免疫功能低下、感染率增加、治療的耐受度較差等情況，所以養成健康均衡、高熱量高蛋白質的飲食習慣至治療結束是很重要的！

　　若一日三餐無法達到一天所需要的營養量，建議應先採取「少量多餐」的飲食方式，再視個別狀況決定是否需要使用「營養品」來補充熱量、蛋白質或其他營養素的不足。至於，要選用那一類的營養補充品，則須了解日常飲食內容中攝取不夠的是什麼，且補充時應先詳細閱讀其營養標示，以便了解食用後所得到熱量和營養素的種類、含量，才不會攝取過多，而造成健康上的負擔。

認識營養品

　　「營養品」的種類繁多，市售商品只要可以補充人體所需之營養素（包括：蛋白質、醣類、脂肪、礦物質、維生素…等），皆可自稱營養食品；而大家口耳相傳或各種來源所拿到的營養食品，對於治療中的癌症病人並不見得適用，若隨便就嘗試，反而可能影響治療療程，對身體並無益處。

　　在台灣，自 1999 年 8 月正式實施「健康食品管理法」後，「健康食品」即為法律名詞，必須通過中央主管機關許可認證，產品包裝上有衛生署核發之健康食品許可證字號的小綠人標章才可稱為「健康食品」，才能宣稱、標示或廣告具有保健功效，而目前衛生署已核定的保健功效有 13 項。

　　但法規第二條也指出——「本法所稱健康食品，係指提供特殊營養素或具有特定之保健功效，特別加以標示或廣告，而非以治療、矯正人類疾病為目的之食品」。因此這一類補充食品並不建議癌症病人在治療期間內

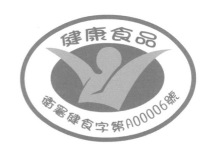

選用！相關資訊，請參考 **http://consumer.fda.gov.tw/Food/InfoHealthFood.aspx?nodeID=162** 衛生署審核通過之健康食品一覽表。

「均衡營養」配方補充品為基準

癌症病人在治療期間內若是進食總量不足、食慾不佳或準備補充食品不方便時，建議可選擇「**均衡營養配方**」的補充品，可以增加體力、改善營養狀況、維持體重及避免偏食造成的營養不均衡。這一類產品屬於「**病人用特殊營養食品**」，需經衛生署查驗登記，品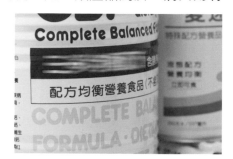牌種類很多，包裝方式不同（如鐵罐流質、鋁箔包流質或粉末沖泡），相關資訊請參考 **http://consumer.fda.gov.tw/Food/SpecialFood.aspx?nodeID=163** 病人用特殊營養食品查驗登記（項目為：管灌飲食）。建議挑選罐上有標示「均衡營養」的營養品種類，且試喝過口味較能接受的品牌。

必要時選擇高蛋白補充品

若是豆、魚、肉、蛋、奶類吃的總量不夠（如素食者）、覺得肉味／魚腥味不佳、傷口癒合或血球恢復較慢時，建議可選擇「**高蛋白質**」的補充品；這一類營養品應該有「高蛋白質食品」字樣之標示，且印上提示警語：「為達營養均衡，本品請勿單獨使用」之類似詞句。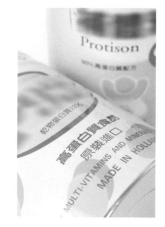

此類產品的品牌種類也相當多，多為「**粉末**」沖泡方式；在選擇這類營養品時建議先詢問過醫師、護理師或營養師後再適量食用，以達到補充蛋白質目的和避免過量。其相關資訊請參考 http://consumer.fda.gov.tw/Food/SpecialFood.aspx?nodeID=163 病人用特殊營養食品查驗登記（項目為：調整蛋白質）。

營養品相關網站查詢

相關網站	網址
衛生署審核通過之健康食品一覽表	http://consumer.fda.gov.tw/Food/InfoHealthFood.aspx?nodeID=162
病人用特殊營養食品查驗登記	http://consumer.fda.gov.tw/Food/SpecialFood.aspx?nodeID=163

先諮詢・後食用

「**特殊營養食品**」是提供給有特殊營養需求的人食用的配方食品，例如：嬰兒、慢性疾病病人或管灌飲食病人等，建議應先諮詢醫護人員或營養師之後再依照個人需求選用。

營養品並無醫療效果，多吃對改善疾病病情並無幫助。

治療結束時的飲食原則

文／詹文華（營養室‧營養師）

　　癌症病人在接受一系列治療後，心中對於飲食仍有許多的疑慮，「該怎麼吃才不會復發？」是治療結束後追蹤期間，常常被提出的問題。

　　其實治療結束後，癌症病人的飲食就可恢復到與一般民眾相同的均衡營養、健康防癌飲食原則。

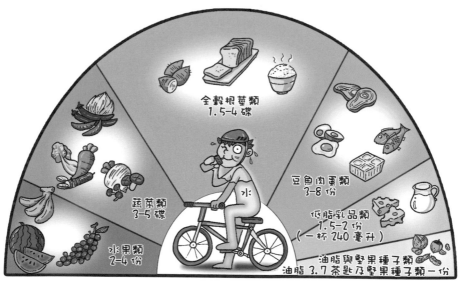

癌症病人於治療結束後，請恢復到均衡營養飲食。

十大飲食為原則

為了讓大家了解均衡營養的健康飲食觀念，衛生署參考其他國家的飲食指標建議，並依據我國 2005 ～ 2008 年國民營養健康狀況變遷調查結果，於 2011 年 7 月公布了修正版的「每日飲食指南」和「國民飲食指標」。

新版「每日飲食指南」呈扇形圖，其中提供了每人每天應攝取食物的種類及份量的概念，它強調六大食物類別——全穀根莖類、豆蛋魚肉類、低脂奶類、蔬菜類、水果類、油脂與堅果種子類，也建議適當均衡的攝取各類食物、勤運動、多喝水等健康重要概念。

因此，**建議治療結束後的大腸直腸癌病人，應參考新版「每日飲食指南」和「國民飲食指標」之內容**，再依個別情況適量食用全穀根莖、全豆類、奶類、高纖蔬菜水果和堅果種子類，以避免脹氣、腹瀉（或排便次數過多）、腹痛不適等情況。

十大飲食原則（參考資料：衛生署新版「國民飲食指標」）

1. 飲食指南作依據，均衡飲食六類足。
2. 健康體重要確保，熱量攝取應控管。

> **理想體重計算方法（二種方法擇一）：**
> - 身高（公尺）平方 × 22
> - 男性〔身高（公分）－80〕× 0.7
>   女性〔身高（公分）－70〕× 0.6
> * 當實際體重在 "理想體重±10%" 內，仍屬於健康體重範圍

3. 維持健康多活動，每日至少30分鐘。
4. 全穀根莖當主食，營養升級質更優。
5. 太鹹不吃少醃漬，低脂少炸少沾醬。
6. 含糖飲料應避免，多喝開水更健康。
7. 少葷多素少精緻，新鮮粗食少加工。
8. 當季在地好食材，多樣選食保健康。
9. 來源標示要注意，衛生安全才能吃。
10. 若要飲酒不過量，購食點餐量適中。

治療結束後飲食與生活型態建議

　　美國癌症學會（ACS, American Cancer Society）於 2006 年提出預防癌症的飲食和生活型態之建議——

1. **適量的飲食、運動，維持健康的體重，避免肥胖。**

2. **要有規律的運動量：**

   - 成人：每次要有中度至重度的運動達30分鐘以上，每週至少五天以上。

   - 兒童和青少年：每次要有中度至重度的運動達60分鐘以上，每週至少五天以上。

3. **攝取健康均衡的飲食，儘量選擇植物性食物。**

   - 每天至少食用五份新鮮蔬菜和水果。

   - 選用全穀類，取代精緻澱粉類食物。

   - 限制食用紅肉的加工製品，如：火腿、培根、香腸、熱狗等。

4. **若飲酒，應避免過量：**
   女性每日不超過1杯（每杯酒精10公克），男性每日不超過2杯。

　　以上這些飲食原則，也適用於治療結束後的癌症病人，但相關的實證數據和研究報告較少。

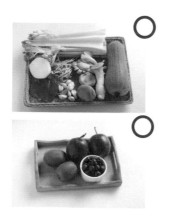
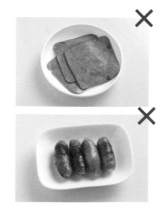
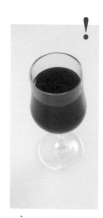

Part 7　腸造口（人工肛門）的照護

文／盧怜君（專科護理師）

　　由於人工造口不像肛門一樣有括約肌，接近出口之腸道與直腸的神經功能也不同，所以，糞便排出前，病人可能沒有便意，且無法控制排便，隨著排便狀態的改變，生活型態勢必也須有所調整。

手術前的心理準備

　　當病人知道自己得了癌症時，已是晴天霹靂，若再聽到「要在肚子上開個口，讓糞便從這個洞排出來」，必然更難以接受這些事實。但是基於治療疾病、挽回性命，或是避免讓健康狀況變得更糟等各種目標，接受腸造口手術會是個值得，而且必須面對的決定。

　　腸造口手術會對身體的外觀造成改變，如要將「它」的存在及其所造成的不方便減低到最小程度，最重要的是，先努力接受這是一個幫助自己繼續延續生命及改善健康狀態的必要處置，具備了此種正向想法後才能理智地處理問題，也才有助於更進一步了解基本的造口護理知識，學會如何妥善地照顧腸造口。

　　對腸造口照顧愈瞭解，就愈能協助自己接受身體的改變，找到與造口共存的生活模式，才能創造新的健康人生。

手術前應與醫師討論的事宜

　　由於腸造口的出口會位於肚子上，因此若過於接近肋骨邊緣，肚子下凹處，或平時褲子束緊處，均會影響造口便袋的貼附，所以，建議病人於手術前告知醫師自己平常

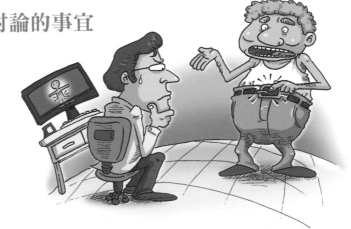

病人於手術前要告知醫師平常的穿著習慣

穿著的習慣，譬如：褲子繫腰帶的位置、或是女生穿著裙子時腰部緊束的地方等，以利腸造口出口位置的決定。

為什麼需要接受腸造口手術

需要接受腸造口手術的原因可能因人而異，發生在大腸直腸癌病人常見的原因如下：

1. 大腸或直腸已因腫瘤或是其他原因發生阻塞的情形。

2. 為保護大腸或直腸上的手術吻合傷口，避免在吻合處完全癒合前，有糞便經過。

3. 手術後大腸或直腸上的吻合傷口癒合不良，而必須暫時先將糞便分流。

4. 腫瘤侵犯到肛門括約肌，在考量疾病完整治療的前提下，手術切除腫瘤後肛門無法保留，需設置「永久性人工肛門」。

5. 因腫瘤或其他因素造成腹腔內的器官與腸道相通，為避免因糞便污染造成的持續性感染，所以暫時先將糞便分流。

認識腸造口

腸造口，俗稱「**人工肛門**」（或稱為**人工腸造廔**），是利用手術方式，將排便的出口由肛門改成在腹壁上的人工出口，正常的腸造口，其黏膜應如口腔黏膜般粉紅濕潤，帶有皺摺。

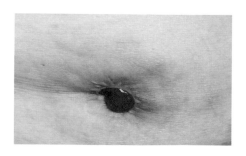

依能否恢復由肛門排便區分

1. 暫時性腸造口

當接受腸造口手術的原因解除後,可經由手術將腸造口關閉,恢復由肛門排便,則為暫時性腸造口。用來製作此類腸造口的腸道,一般為末端迴腸或是橫結腸,設置的時間與所在位置會依病情需要而有所不同。

2. 永久性腸造口

此種造口通常是因為腫瘤侵犯肛門括約肌,手術後無法保留肛門,所做的腸造口,多位在腹壁的左下側。用來製作此類腸造口的腸道,一般為乙狀結腸(特殊情形下偶爾為遠端降結腸),大部分的病人在經過專業人員的指導訓練之後,可利用腸造口灌洗來控制每天排便的時間,一旦養成定時排便的習慣後,就可以不必於肚子上黏貼造口便袋,對病人的日常生活起居來說,可以增加許多的便利性。

依腸道部位區分

1. 迴腸造口

即小腸造口,多半是由迴腸末端形成,位於腹壁的右下方。

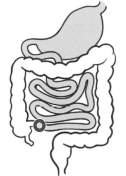

2. 結腸造口

由結腸所形成,最常見為橫結腸造口及乙狀結腸造口,橫結腸造口多半位於腹壁右上方(特殊情形下也可能在上腹正中間或腹壁左上方),而乙狀結腸造口則位於腹壁左下方。

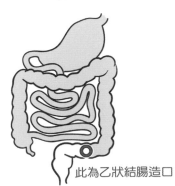

此為乙狀結腸造口

1. 環狀造口

手術時未將腸道切斷,經由腸道側面的開口縫於腹壁上,腸造口上會有「兩個」開口端,一個出口會排出糞便,另一個出口則連通到肛門,雖然沒有糞便,但是偶爾仍然會有腸道分泌物排出。迴腸造口,橫結腸造口及暫時性腸造口,多半為此種形態的造口。接受此類造口成形術的病人,術後偶爾會有腸黏液或糞水從肛門排出,此為正常現象,無需擔心。

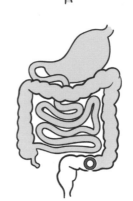

此為橫結腸環狀造口

2. 終端造口

手術時將腸道切斷,直接將糞便排出之腸道切斷面的開口縫於腹壁上,此類腸造口只有「一個」出口,用來排出糞便,為常見的永久性腸造口。

3. 雙筒造口

通常是腸道切斷後,將糞便排出之腸道切斷面的開口縫於腹壁上,近肛門之腸端的開口也縫於腹壁上,使肚子上同時有「二個」終端造口,一個會排出糞便,另一個通常僅排出腸道分泌物。

此類造口通常於特殊情形下施行,計畫性的手術很少這樣做。

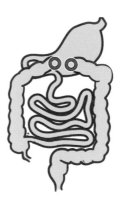

手術方法

首先在病人與醫師共同選定之位置的皮膚上（通常位於右上腹）切開一個約 3～5 公分直徑的切口，然後去除皮膚下面的脂肪，切開腹直肌的肌膜，分開腹直肌，切開腹直肌後鞘膜與腹膜，此過程須避免傷害腹壁及腹膜上的血管，找到橫結腸後，縱向切開大腸，將腸壁及腹壁相對縫合。

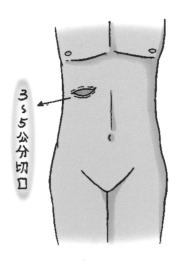

腸造口的特性

1. 腸造口並沒有類似正常直腸的感覺神經，所以當糞便到達腸造口時，並不會有想上廁所的感覺。此外，由於沒有肛門括約肌，所以有糞便要排出時，無法憋住糞便，糞便會直接排出。

2. 排出的糞便會依不同腸道部位而有不同的形態。

3. 因水分的吸收主要依靠大腸，所以，迴腸造口的糞便會因大量的水分尚未被吸收而呈現水便狀態，其中包含各種小腸內的消化液及電解質，除了對皮膚的刺激性較強之外，若大量排出時，容易造成電解質的不平衡，進而影響病人的體力；此外，由於人體不消化纖維，常可見到完整的菜葉由迴腸造口排出，此現象並非表示消化不良，只是因為排泄物尚未進入大腸形成一般常見的糞便。

4. 結腸造口會因距離肛門的遠近而形成不同狀態的糞便包括，糊狀、團狀或條狀；愈接近肛門的腸造口，其糞便愈接近條狀，而離肛門愈遠，其糞便愈接近糊狀。一般而言，**橫結腸造口的排泄物多半呈團狀，而乙狀結腸造口的排泄物則成條狀。**

5. 腸造口黏膜無感覺神經，即使發生潰瘍或出血也不會感到疼痛，所以，如有疼痛的感覺，多與造口旁皮膚異常有關。

更換造口袋的步驟與注意事項

　　由於人工造口不像肛門一樣有括約肌，不能有意識的調節排便情況，因此糞便會慢慢地流出來，為了防止糞便外漏，必須要使用造口袋接住；因此，使用一段時間後就需清除造口袋的糞便。

　　更換造口袋前，**最重要的是先準備好所有需要的用物**，避免因用物不齊全，造成過程不流暢或手忙腳亂。一般會建議病人或家屬將常用的用具收集在一起，放在一個箱子或袋子，以方便隨時取用。

　　造口底座大小應依病人腸造口的最大直徑來選擇，例如病人的腸造口約3×2公分，其所使用造口之底座的剪裁範圍需可容納病人腸造口的最大直徑，所以底座可剪裁的直徑至少需為 3 公分。剪裁完成後，再配合同口徑的造口袋即可。由於不同廠牌的底座大小及可配合的造口袋多半不相合，因此建議避免混合不同廠牌的用具使用。

更換時機

　　當糞便累積約 1 ／ 3 或 1 ／ 2，即可將造口袋取下清洗。

準備用物

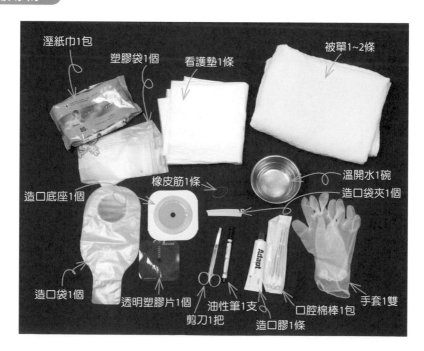

溼紙巾1包　塑膠袋1個　看護墊1條　被單1~2條
橡皮筋1條　溫開水1碗　造口袋夾1個
造口底座1個
造口袋1個　透明塑膠片1個　油性筆1支　口腔棉棒1包　手套1雙
剪刀1把　造口膠1條

1 更換造口袋前，需先取橡皮筋，將造口袋下端綁緊；或取造口袋夾，將造口袋下端夾住。

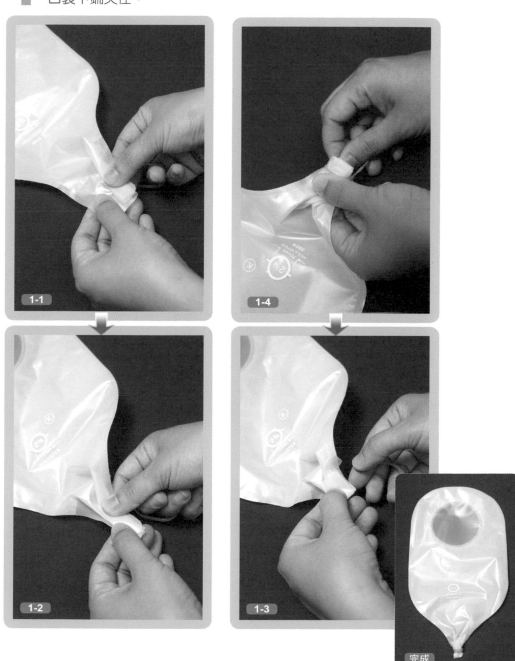

1-1

1-4

1-2

1-3

完成

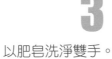 將各項用物依更換步驟的順序，放於容易拿取的地方。

3 以肥皂洗淨雙手。

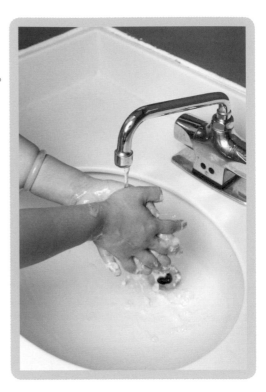

4 戴上手套。

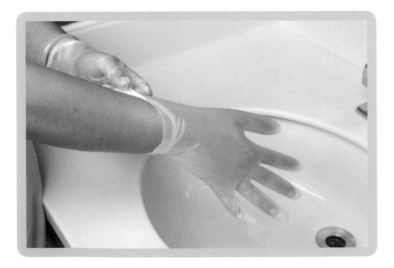

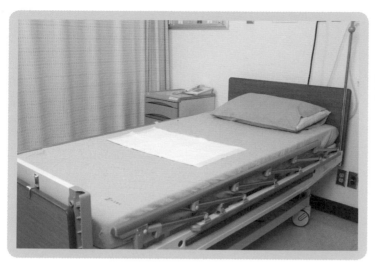

5 將看護墊鋪
放於床上。

6

以病人舒適為原則，儘量讓病人平
躺，蓋上被單，露出造口部位。

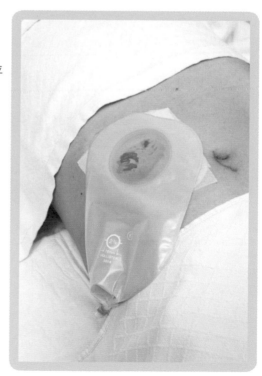

7 一手壓住造口底座旁的皮膚，另一手將底座外圈膠帶，由四周向中央輕輕撕離皮膚。

8 取下造口底座。

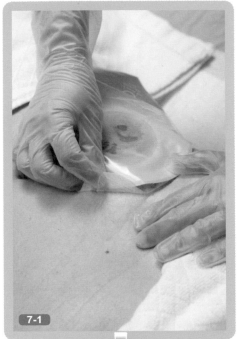

7-1

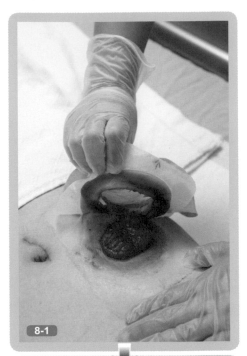

8-1

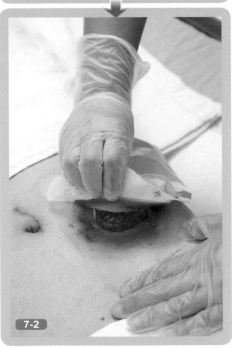

7-2

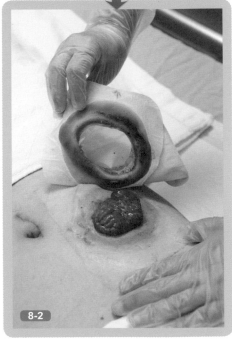

8-2

9 以**濕紙巾**清潔腸造口黏膜及造口周圍的皮膚，直至皮膚清潔為止。
若病人術後已可以洗澡時，於取下造口底座後，可直接以**溫開水**及
中性肥皂（或中性沐浴乳），清洗皮膚。

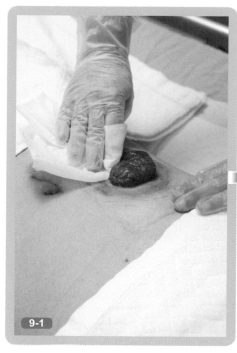

9-1

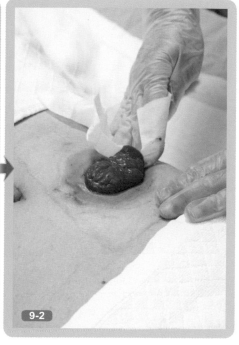

9-2

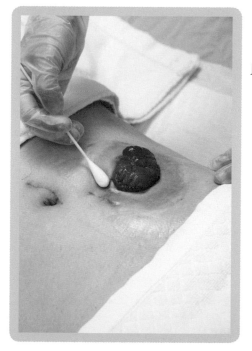

10 以口腔棉棒確認皮膚已完全乾淨及乾燥。

11

將透明塑膠片放於腸造口上，以油性筆描出造口形狀。

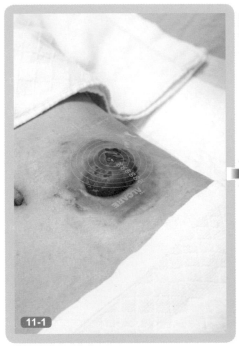

11-1

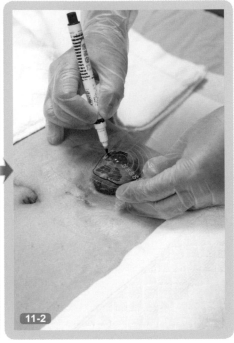

11-2

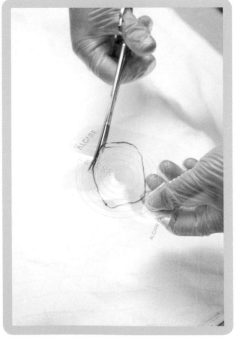

12

取剪刀，沿透明塑膠片上的標線修剪。

13 依透明塑膠片的模型，於造口底座上標示洞口大小。

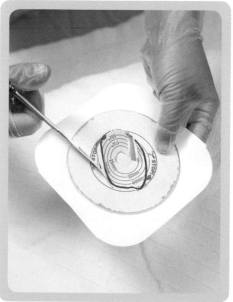

13-1

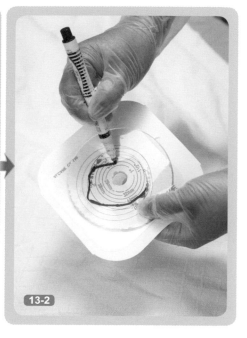

13-2

14 修剪造口底座洞口。

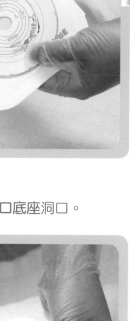

15 推揉造口底座洞口不平整處，直到平整。

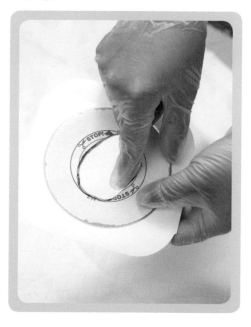

16 在造口周圍擠上適量的造口膠。

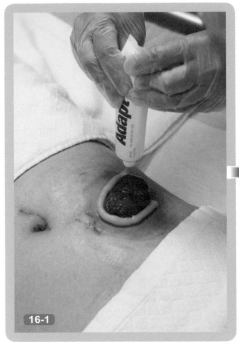

16-1

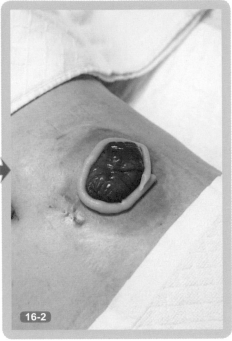

16-2

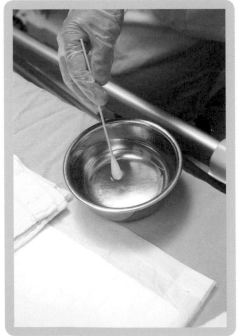

17

將口腔棉棒沾溫開水。

18

利用沾水的口腔棉棒使造口膠靠攏造口，勿讓腸造口及造口膠有間隙。

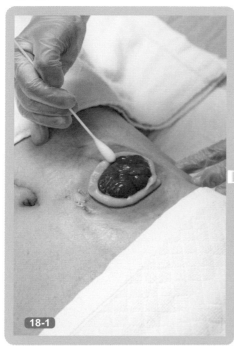

18-1

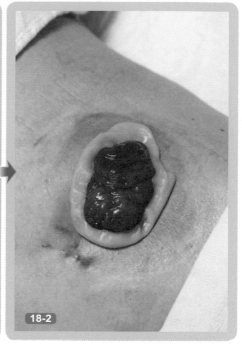

18-2

19

撕除造口底座中間的貼紙。

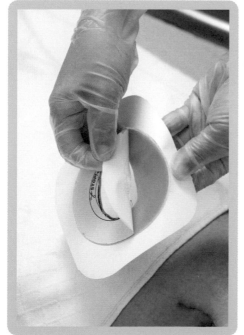

20 將造口底座對準腸造口後，將底座貼於皮膚上。

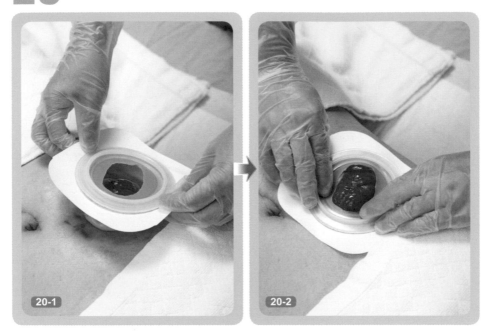

20-1

20-2

21 輕壓扣環之內圈及周圍，使造口底座能緊貼在皮膚上，依順時鐘方向撕下底座外圈的膠帶，使造口底座平貼於皮膚上。

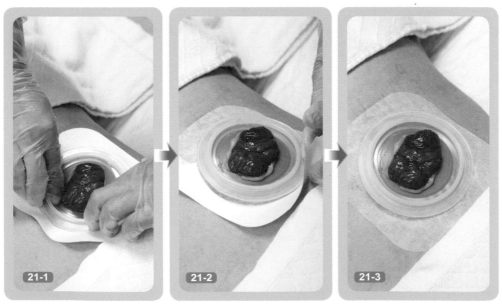

21-1

21-2

21-3

22 將雙手食指與中指伸至浮動環下方，造口袋上的扣環與造口底座上的扣環對正，由下往上逐漸扣緊。

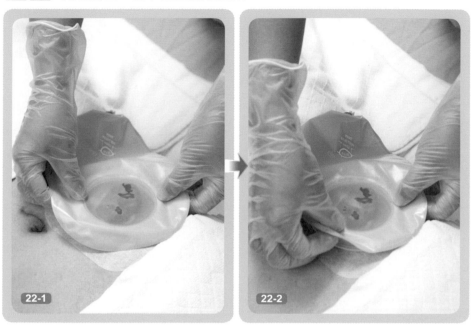

23 確認造口袋已扣緊無縫隙，以免因造口袋脫落導致糞便滲出。

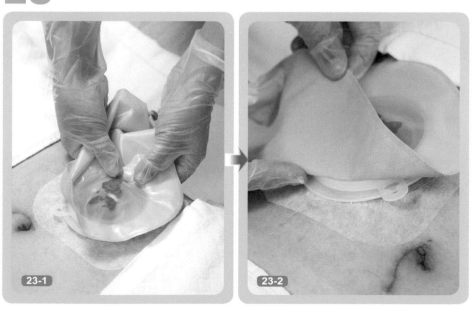

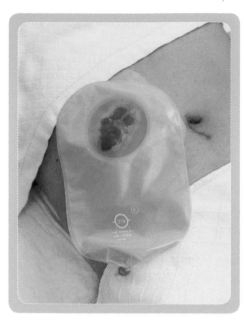

24

平躺20~30分鐘，利用體溫使人工皮與皮膚粘貼更密合，不易滲漏。

注意事項

1. **確認造口旁皮膚已完全乾淨及乾燥**，並避免**腸造口**及**造口膠**有間隙，為預防造口旁皮膚異常相當重要的一個過程。貼附造口底座前，皮膚若未維持乾淨及乾燥，容易因浸潤而造成破皮或起紅疹，而腸造口及造口膠若有間隙，則容易使糞便滲入，亦會造成破皮或起紅疹。皮膚破皮及起紅疹除了會造成疼痛及搔癢外，甚至因此無法固定底座，造成更嚴重的皮膚損傷。

2. **造口底座洞口務必處理到平整**，以免磨損腸造口的黏膜。

3. 完成底座更換後，**讓病人平躺30分鐘**，其目的為增加底座及皮膚的黏附性，減少因活動產生底座及皮膚的間隙。

4. **相臨的雙筒造口**可比照環狀造口的造口袋更換步驟；**不相臨的雙筒造口**則於近端糞便出口的腸道貼附造口袋；而**遠端腸道**視腸黏液或糞水排出的情形，覆蓋紗布、造口帽或黏貼迷你造口袋。

造口帽

腸造口灌洗的步驟與注意事項

　　腸造口灌洗**僅適用於會形成條狀糞便的腸造口**，如降結腸或乙狀結腸造口。其目的在於養成定期排便的習慣，使糞便在病人希望的時間點排出。當病人腹瀉或身體狀況不佳（如虛弱或病情有變化）時，請避免灌腸。建議選擇固定的時間來執行腸造口的灌洗，每日最佳的時段為睡醒時或睡前一小時，或依個人排便習慣訂定時間。

灌洗時機

　　建議選擇固定的時間來執行腸造口的灌洗，每日最佳的時段為**睡醒**或**睡前一小時**。

準備用物

　　執行腸造口灌洗前，最重要的仍是準備好所有需要的用物，避免因用物不齊全，造成過程不流暢或手忙腳亂。由於腸造口灌洗的**總執行時間約 30 ～ 40 分鐘**，冬天時，請務必注意保暖，最好能配合使用暖氣，避免著涼。

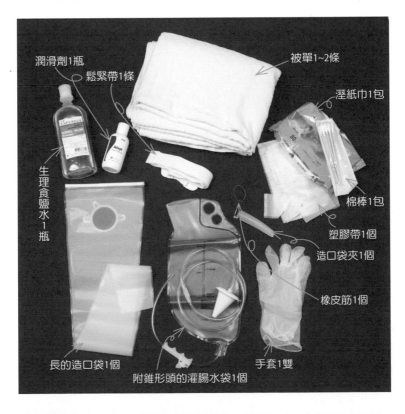

潤滑劑1瓶
鬆緊帶1條
被單1~2條
溼紙巾1包
生理食鹽水1瓶
棉棒1包
塑膠帶1個
造口袋夾1個
橡皮筋1個
長的造口袋1個
附錐形頭的灌腸水袋1個
手套1雙

1 將各項用物依更換步驟的順序，放於容易拿取的地方。

2 以肥皂洗淨雙手。

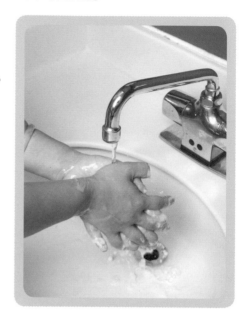

3 以病人舒適為原則，請病人坐於馬桶上，露出造口的部位。

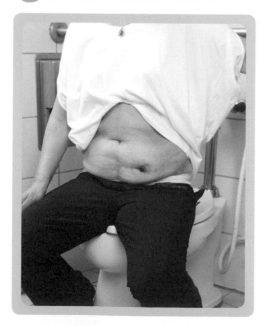

4 將灌腸水袋高度置於離病人造口約60cm高。

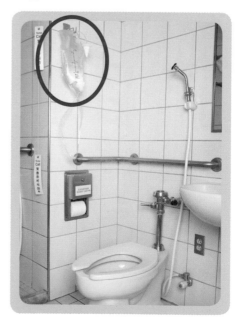

5 以鬆緊帶固定長的造口袋（若為術後尚未對腸道灌腸訓練成功的病人，請將長的造口袋扣緊底座扣環）。

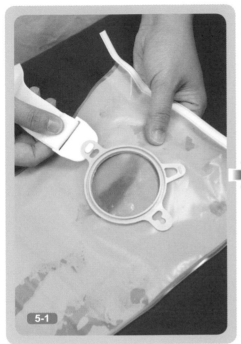

5-1

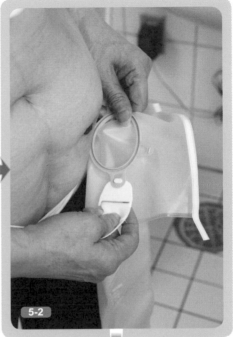

5-2

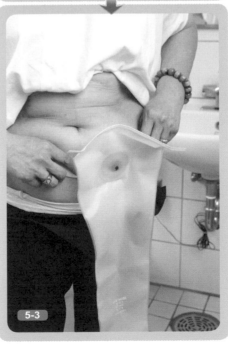

5-3

6

將長的造口袋下端沿造口夾摺起，再扣起造口夾；或將長的造口袋下端直接置於馬桶內。

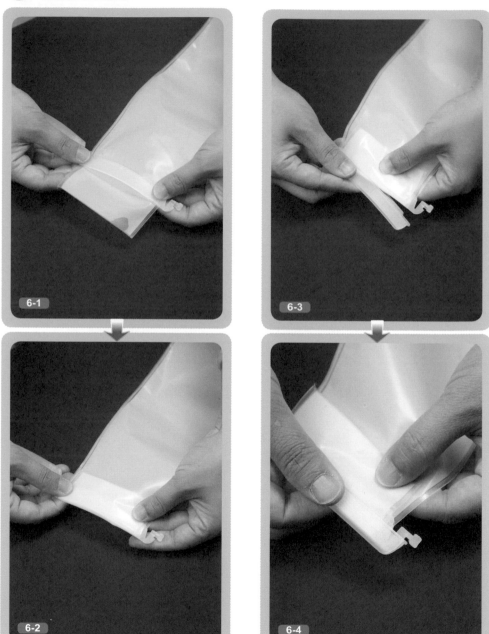

6-1

6-3

6-2

6-4

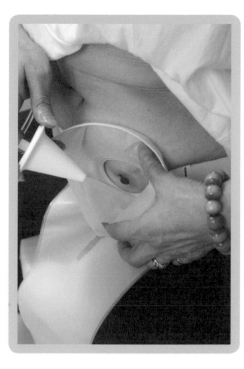

7

打開長的造口袋上端。

8

以潤滑劑潤滑灌腸水袋上附上錐形頭。

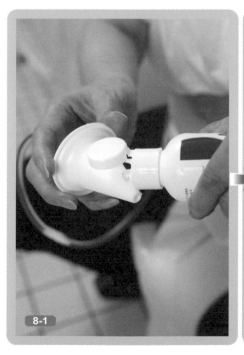

8-1

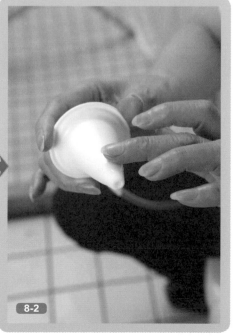

8-2

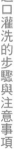

9

輕輕將錐形頭朝確認
方向伸入腸造口，深
度約2～3公分。

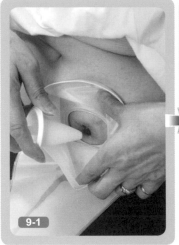

9-1

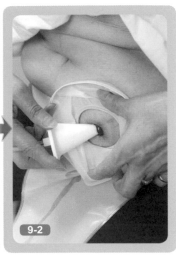

9-2

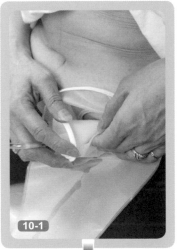

10-1

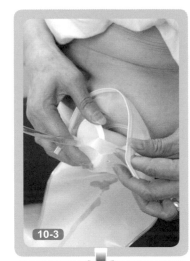

10-3

10

將長的造口袋上端
環繞錐形頭，並用
手指固定，避免異
物溢出。

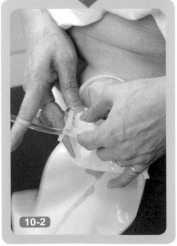

10-2

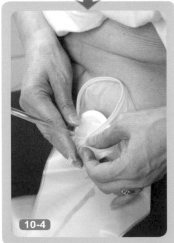

10-4

11 打開灌腸水袋的控制筏，確認溫水灌入腸造口。此時，須預防空氣流入腸道而引起腹脹。此外，若感到任何不舒服時，應暫時停止腸造口灌洗，建議伸直身體緩緩深呼吸，輕輕按摩腹部，待症狀消失後，重新調整灌腸水袋的高度或流速，再開始。

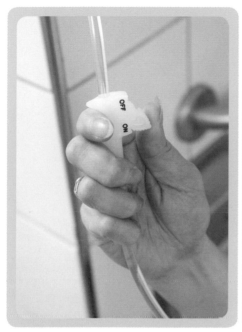

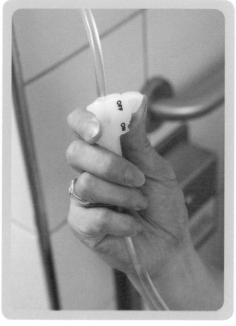

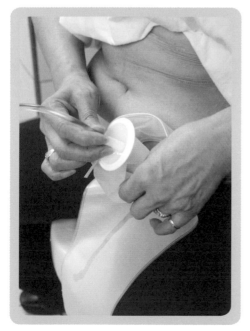

12

如溫水水面未移動，請輕輕調整錐形頭方向，以利溫水流入腸道，溫水流入的時間通常需5～10分鐘。

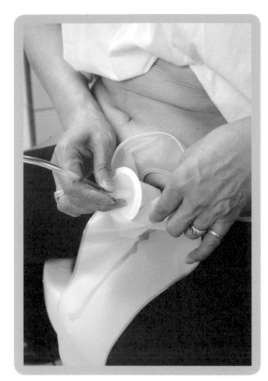

13

灌洗結束後，仍以手輕輕壓住錐形頭，使溫水不會馬上流出。

14

取下錐形頭。

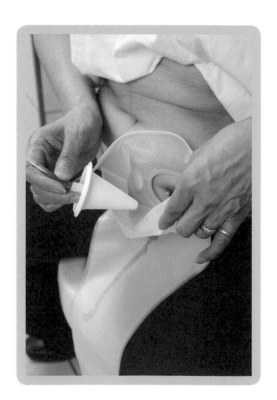

15

將長的造口袋上端捲起關閉。

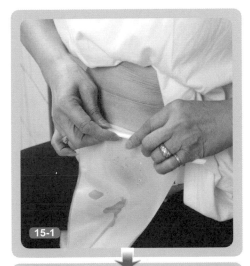

15-1

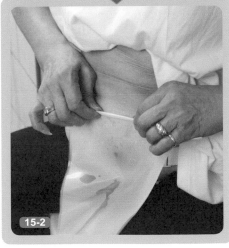

15-2

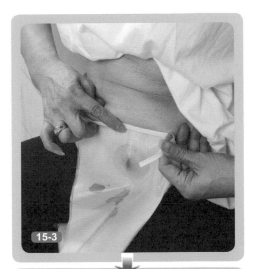

15-3

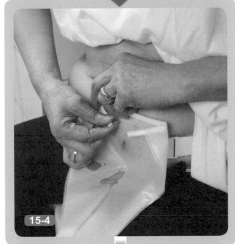

15-4

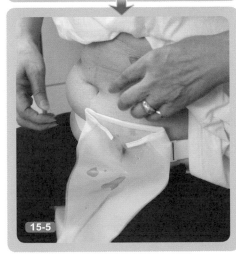

15-5

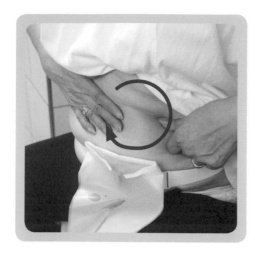

16

請病人由右向左，依順時鐘方向按摩腹部約40分鐘，直至糞便完全排出。

17

取下長的造口袋後，蓋上紗布，或換上清潔的造口袋。

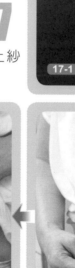

17-1

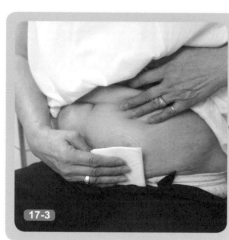

17-3

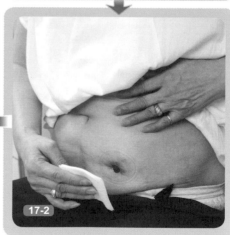

17-2

注意事項

1. **錐形頭伸入腸造口的動作務必輕柔**，請避免用力按壓錐形頭。

2. 灌腸後，**若有異常腹痛或皮膚紅腫的現象**，請儘速聯絡醫護人員。

與腸造口和平共存

　　人工肛門除了手術後，由於排泄方法和過去有所不同，日常生活並沒有特別的限制，話雖如此，但為了讓生活更加的自在些，以下針對日後常遇見的問題提出相關實用資訊。

均衡飲食

　　基本上，接受腸造口手術的人並沒有飲食禁忌，除了因罹患高血壓、糖尿病等慢性疾病，需依有特別指示飲食控制外，一般來說，只要維持均衡飲食就可以了。此外，當嘗試某種新食物時，建議從少量開始，若無不良反應，就可以慢慢將該食物的攝取量調整至正常的份量。但由於豆類易產氣，重口味調味料（如：辛辣）或食物（如：蔥、薑、蒜等）易加重糞便臭味，建議視個人情況調整食用。

改善便祕

　　便秘的原因很多，最常見的原因為水分及纖維攝取不足，因此，建議平日應攝取足夠水分，直至不覺乾渴或尿液的量和顏色正常為止，並且應該多吃蔬果，以增加纖維攝取量。此外，應重新確認有無服用止瀉劑，若正在服用止瀉劑，應與醫師商量是否停止藥物使用。

改善腹瀉

　　大腸直腸癌病人常因接受化學治療或放射線治療引起腹瀉，若有腹瀉情形，應補充足夠水分，以免脫水。此時飲食宜清淡，鹽分可略為增加，但避免煎、炸或油膩的食物。此外，若有其他身體的不適同時出現時，應立即告知醫師，以協助醫師確認有無其他因素（如：感染）造成腹瀉，並決定是否需服用止瀉劑。

輕鬆穿著

任何類型的服飾都可以穿，原則上只要不會壓迫腸造口即可。因此，建議可以穿著有鬆緊帶的褲子或裙子，避免緊身衣或束衣等。若需穿著剛好合身的衣物，建議可使用具活性碳出口的造口袋，以降低造口袋因排氣而鼓脹的情形。

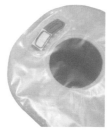

使用活性碳的造口袋，降低造口袋因排氣而鼓脹。

不宜坐浴

平日黏貼造口袋時，建議可直接淋浴，但不宜坐浴。沐浴後，將造口袋擦拭乾燥則可，或更換新的造口袋。更換底座當日，則建議移除底座和造口袋，於淋浴時，請以中性沐浴乳或肥皂清潔造口周圍的皮膚。清洗完畢，並再將腸造口周圍的皮膚擦拭乾淨後，即可再次黏貼造口袋。若為永久性腸造口，經灌腸排便訓練成功後，則直接以乾淨紗布覆蓋即可。

皮膚照顧

當黏貼造口袋一段時間之後，部分病人會發生皮膚發紅或起紅疹的情形，其原因多半與皮膚清潔不完整、皮膚過敏或糞便浸潤有關。

所謂**皮膚清潔不完整**即是更換造口便袋時，未將皮膚清潔至完全乾淨，尚有黏膠或殘餘糞水，便重新黏貼造口便袋。為避免此情形，建議淋浴時，以中性沐浴乳或肥皂清潔造口周圍的皮膚，清洗完畢後，再將腸造口周圍擦拭乾淨，且黏貼造口袋前，請務必確認皮膚已清潔至乾燥。

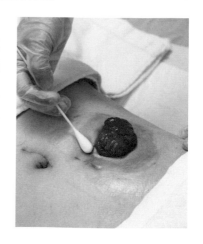

皮膚過敏時，請勿自行塗抹任何藥膏，因為有些油性藥膏易造成造口便袋貼附困難，進而造成糞便滲漏，而加重皮膚過敏。建議可與醫師或護理人員商量，採用皮膚保護噴劑或藥品，若仍無法改善，亦可考慮更換不同品牌的造口用品。

糞便浸潤多半與造口袋貼附異常有關，出院後若頻繁地發生糞便滲漏情形，建議與醫師或護理人員討論，由他們幫忙尋找出原因，以便即早處理。

溫和運動

接受腸造口手術後並不會影響一般日常的活動（如：步行、爬樓梯、爬坡、進食、沐浴或排尿等），但仍應避免會使腹壓增加的活動（彎身撿地上的東西、仰臥起坐、練啞鈴、舉重或提重物等），或是會與人碰撞的運動（如：拳擊或打球等）。若欲從事較劇烈運動時，建議繫上束腹帶以固定造口袋。

有永久性腸造口的病人經灌腸排便訓練成功者，若從事游泳活動時，可使用迷你造口袋覆蓋，泳衣則以一件連身式為佳。

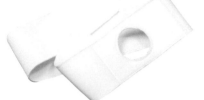

從事運動時建議繫上束腹帶以固定造口袋。

旅遊須知

旅遊前需準備足夠的造口用具，除了多帶一些備份外，應分開置放於托運行李及隨身行李中，以免行李遺失造成用具不足的窘境。造口用具應避免陽光曝曬、接觸高熱或低溫環境。此外，出發前，建議回診與醫師討論相關隨身藥品，以備不時之需。

重建親密關係

或許是因為生病，或許是因為心情不佳、心事重重，或許是因為不好意思談論，在台灣多數的病人及其親密愛人被問及閨房之事時，常會以「我（們）不在乎」或「那不重要」一語帶過。建議病人和最親密的人正視自己的需求，也許牽手、擁抱就足以表達一切的情分，但若確實有需求時，仍應該讓對方了解，親密關係不需特別改變。若無特殊原因，建議術後三個月，則可開始行房。

行房前可先將腸造口袋內的糞便排空或換上迷你造口袋，也可使用不透明造口袋，或繫上束腹帶等方式，來降低造口袋所造成的影響。行房的姿勢，並無特殊禁忌，建議避免壓迫造口袋或磨擦腸造口則可。

行房前可以使用不透明造口袋。

施行直腸根除性手術或經腹部會陰切除手術之病人，可能發生術後勃起障礙，若有相關問題而需要協助時，可與醫師或護理人員討論，必要時，可轉診泌尿科予以藥物或手術處置。

其他注意事宜

若腸造口有持續出血、回縮、脫出、造口黏膜顏色改變或造口旁皮膚異常，應儘速回診或與醫師聯繫。

國內腸造口相關團體

病友團體

中華民國玫瑰之友（造口）關愛協會
會址：高雄市前鎮區南寧街 91 號
北區：台北市常德街 1 號（台大醫院外科第二門診）
電話：（02）2375-7610
網址：www.myrose.org.tw

護理學會

台灣傷口造口及失禁護理學會
會址：台北市泉州街 55 號 1 樓
通訊地址：台北市北投區石牌路 2 段 201 號（台北榮總內外科門診）
電話：（02）6610—8859
網址：www.twocna.org.tw

特別收錄

大腸癌研究新知相關網站

██ 國內網站

1. http://www.bhp.doh.gov.tw/bhpnet/portal/Default.aspx
   （行政院衛生署‧國民健康局）

2. http://sars.nhri.org.tw/publish/list_new2can.php?indx=5
   （國家衛生研究院‧大腸直腸癌診斷與治療之共識）

██ 國外網站

1. http://www.mdanderson.org/patient-and-cancer-information/cancer-information/cancer-types/colon-cancer/index.html
   （德州安德生癌症中心）

2. http://www.mskcc.org/mskcc/html/311.cfm
   （史龍‧凱特林癌症中心）

3. http://my.clevelandclinic.org/disorders/diseases/colon_cancer/can_overview.aspx
   （美國克立夫蘭醫學中心）

4. http://www.nccn.org/professionals/physician_gls/f_guidelines.asp
   （美國癌症中心聯盟）

5. http://www.cancer.gov/cancertopics/types/colon and rectal
   （美國國家癌症研究院）

癌症診療品質認證合格醫院網址

- http://tcog.nhri.org.tw/accredit/
  （國家衛生研究院‧行政院衛生署國民健康局委辦癌症診療品質認證作業計畫‧歷史專區）

※ 註：癌症診療品質認證依優劣分為A、B、C、D、E，達到C級才屬合格；
　　A級有效認證期限為4年，B、C級有效認證期限則為3年。

Dr.Me健康系列HD0127

圖解大腸直腸癌診治照護全書

作　　者／和信治癌中心醫院‧大腸直腸癌治療團隊
總 策 劃／陳建志
企畫選書／林小鈴、楊雅馨
責任編輯／張棠紅、楊雅馨

行銷經理／王維君
業務經理／羅越華
副總編輯／潘玉女
總 編 輯／林小鈴
發 行 人／何飛鵬
出　　版／原水文化
　　　　　台北市民生東路二段141號8樓
　　　　　電話：（02）2500-7008　　傳真：（02）2502-7676
　　　　　網址：http://citeh2o.pixnet.net/blog E-mail：H2O@cite.com.tw
發　　行／英屬蓋曼群島商家庭傳媒股份有限公司城邦分公司
　　　　　台北市中山區民生東路二段141號2樓
　　　　　書虫客服務專線：02-25007718；25007719
　　　　　24小時傳真專線：02-25001990；25001991
　　　　　服務時間：週一至週五9:30～12:00；13:30～17:00
　　　　　讀者服務信箱E-mail：service@readingclub.com.tw
劃撥帳號／19863813；戶名：書虫股份有限公司
香港發行／香港灣仔駱克道193號東超商業中心1樓
　　　　　電話：852-25086231 傳真：852-25789337
　　　　　電郵：hkcite@biznetvigator.com
馬新發行／城邦(馬新)出版集團Cite (M) Sdn Bhd
　　　　　41, Jalan Radin Anum, Bandar Baru Sri Petaling,
　　　　　57000 Kuala Lumpur, Malaysia.
　　　　　電話：(603) 90578822 傳真：(603) 90576622
　　　　　email：cite@cite.com.my

國家圖書館出版品預行編目(CIP)資料

圖解大腸直腸癌診治照護全書／和信治
癌中心醫院大腸直腸癌治療團隊著. -- 初
版. -- 臺北市：原水文化出版：家庭傳媒城
邦分公司發行, 2011.12
　面；　　公分. -- (Dr.Me健康系列；
HD0127)
ISBN 978-986-6379-62-8(平裝)
1.大腸直腸癌

415.569　　　　　　　　　　100021586

封面設計／江儀玲
內頁設計／邱介惠
內頁插圖／盧宏烈
攝　　影／江建勳
協助拍攝／和信治癌中心醫院
贊助廠商／東貿國際股份有限公司（Holister）、和豐國際行銷股份有限公司（ＡＬＣＡＲＥ）
印　　刷／科億資訊科技有限公司

城邦讀書花園
www.cite.com.tw

初版一刷／2011年12月27日
初版10刷／2022年5月17日
定　　價／380元
ISBN／978-986-6379-62-8